新 脳体操

新装24種で認知機能が向上

暮らしに役立つ
5大脳力アップ

- 認知力
- 記憶力
- 注意力
- 視空間認知力
- 情報処理力

脳体操24種で脳の前頭葉を活性化

　知っている人の名前が出てこない。会話では「あれ、それ」ばかりが出てしまう…。このように、歳をとれば物忘れが多くなるのは自然なことではありますが、対策を全くしなければ、脳の働きは坂道を転がるように下がっていくばかりです。

　脳の衰えの原因、それは「使わない」から！　体を動かさないと体の機能が下がるのと同様に、脳も使わないと衰えるのです。

　本書には、頭をどんどん働かせる、**最新の脳体操24種を収録していま**す。本書のパズルは、下の画像のとおり、脳トレ実験によって**脳の前頭前野の血流を増加させる効果がある**ことが科学的に証明されています。

　脳の衰えへの対策は、脳の前頭前野を活性化させることが、最も効果的です。本書にある**脳体操**で、脳**の前頭前野の働きを活性化**させ、脳を若返らせましょう。

本書「脳体操」で前頭葉の血流がアップし活性化

▼実験前（安静時）

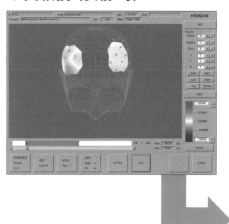

▼脳体操の実験

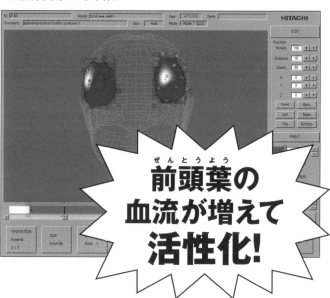

前頭葉の血流が増えて活性化！

楽しい!おもしろパズルで5大脳力をパワーアップ!

本書には新たに24種もの楽しいおもしろパズルを収録しました。文字、熟語や漢字、イラスト、数字など、オールジャンルから最新のバラエティーパズルを満載しています。

多彩な問題構成にしているので、楽しく遊びながら、自然と**様々な種類の脳力をきたえる**ことができるのです。

文字を用いたパズルでは、主に**認知力や記憶力をアップ**させます。

数字を使った計算などのパズルでは、頭の回転がよくなる**情報処理力を向上**させます。

イラストを使ったパズルでは、絵の違いを見分けたり、目の前の視覚情報を処理したりするので、**視空間認知力や注意力をアップ**させることができます。

脳の認知機能の中で重要な脳力がこの5つです。本書の脳体操で効率的に脳をきたえましょう。

5大脳力

認知力	正しく情報をとらえて判断・解決する力
記憶力	得た知識を思い出す力 一時的に覚えて処理する力
注意力	多くの情報に注意を向ける力 必要な情報に注意をそそぐ力
視空間認知力	目で見たたくさんの情報から位置関係を認識する力
情報処理力	得た情報を次々に処理する力 脳内の情報を整理し、司る力

記憶力＆情報処理力UPで「働く脳」に生まれ変わる！

脳の認知機能には、特に**重要な脳力が2つあります。1つは記憶力、もう1つが情報処理力**です。この2つが両輪となって、脳が活発に働きます。

記憶とは情報のかたまりですから、情報の出し入れ（処理作業）をたくさんやれる能力がないと、記憶できる量が少なくなるのです。

「記憶力」と「情報処理力」の両方をきたえることが、**認知機能をアップさせるカギ**です。

脳の記憶機能（ワーキングメモリ）の容量が増えると、**記憶できる量がアップ**します。さらに、たくさんの**情報を処理する能力が高まる**ことで、**脳の認知機能がパワーアップ**します。脳が若返り、まさに「働く脳」に生まれ変わるのです。

本書の文字や数字のパズルに取り組み、記憶力と情報処理力をきたえましょう！

認知機能の土台はこの2つの脳力

認知機能

記憶力

情報処理力

記憶と情報処理の両面から脳をきたえると、認知機能の脳力をベースアップすることができます。1日10〜15分と短時間でOKです。毎日、本書の脳トレに取り組むことで、「働く脳」へと若返らせることができます。

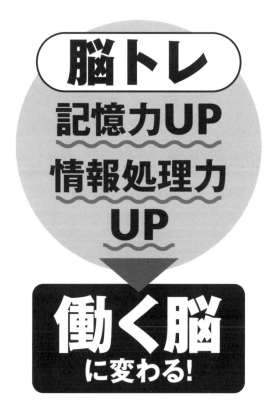

脳トレ

記憶力UP
情報処理力UP

働く脳に変わる！

脳が若くなると生活の質も向上する!

文字や言葉の脳トレ→記憶力アップに効く。計算の脳トレ→情報処理力アップに効く。このことは皆さんにも理解しやすいと思います。実は、これ以外に**日々の生活全体にも良い効果が出る**ことが、最新の脳研究からわかっています。具体的に紹介しましょう。

人は高齢になり脳が衰えると、怒りなど感情の抑制がきかずに、キレやすい症状がみられるようになります。しかし、脳トレで認知機能がアップすると、**感情のコントロールが可能**になり、会話中の怒りを抑えられるようになります。また、**人の話を理解する力もアップ**しますから、他人との**コミュニケーションが円滑になる**のです。

さらに、**目的地へ行く道順や交通手段を正しく認識**できる、**道に迷わない**、など、**判断力や注意力が高まる**効果もあるのです。

そして、色々なことへの興味や関心が高まり、好きな事を新たに見つけてやってみる、といった**「やる気」アップの効果**もありますよ。

脳トレによる生活全体への良い効果

- キレたりせず感情を抑制できる
- 相手の話を理解する力がアップ
- 判断する力・注意する力が高まる
- 興味・関心がわいて、やる気が出る

1 並べかえパズル

● 4つに分かれた絵が2種類あります。解答欄に数字を正しく並べて2つの絵を完成させましょう。

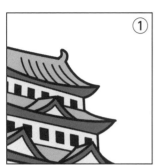

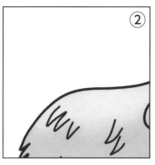

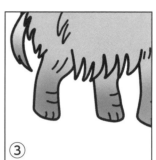

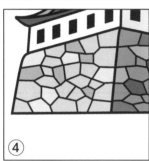

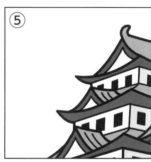

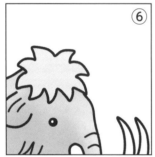

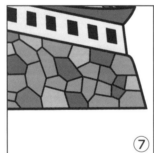

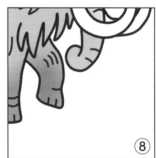

解答欄〈城〉

解答欄〈マンモス〉

2 熟語だるま落とし

●だるま落としにある8つの文字から、四字熟語を2つ作りましょう。

①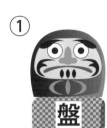

盤　奔　由　舞　大　放　自　振

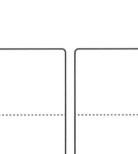

②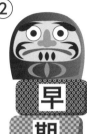

早　期　時　尚　現　持　状　維

③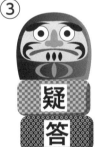

疑　答　進　気　質　応　新　鋭

④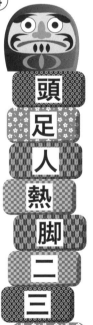

頭　足　人　熱　脚　二　三　寒

答え ▶ P.96

月　　日

3 時計で計算

●示された時刻から計算をしましょう。時刻は24時間表記です（例：午後3時＝15：00）。

①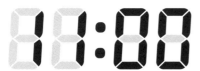

11:00

20分後は？

時	分

②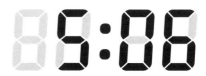

5:06

1時間32分後は？

時	分

③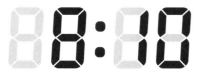

8:10

17分前は？

時	分

④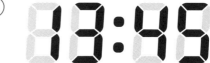

13:45

20分前は？

時	分

⑤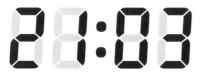

21:03

1時間25分後は？

時	分

⑥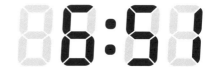

6:51

2時間10分前は？

時	分

⑦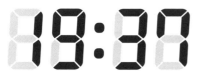

19:38

3時間30分後は？

時	分

⑧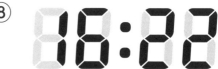

16:22

4時間35分前は？

時	分

答え ▶ P.96

時間　　分　　秒

正答数　／6

4 イラストヒント熟語

● 漢字の一部がイラストのヒントになっています。二字熟語を答えましょう。

①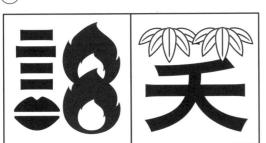

②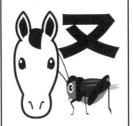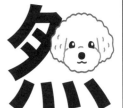

③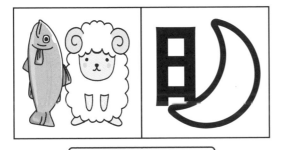

④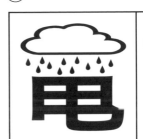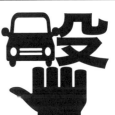

⑤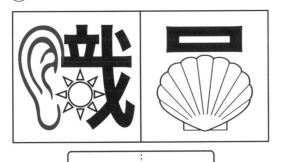

⑥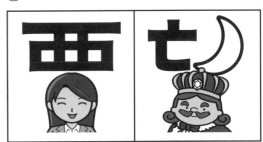

答え ▶ P.96

9

時間　分　秒

正答数 ／2

5 ちがう絵は？（ネコ）

● 2つだけちがう絵があります。見つけて〇をつけましょう。

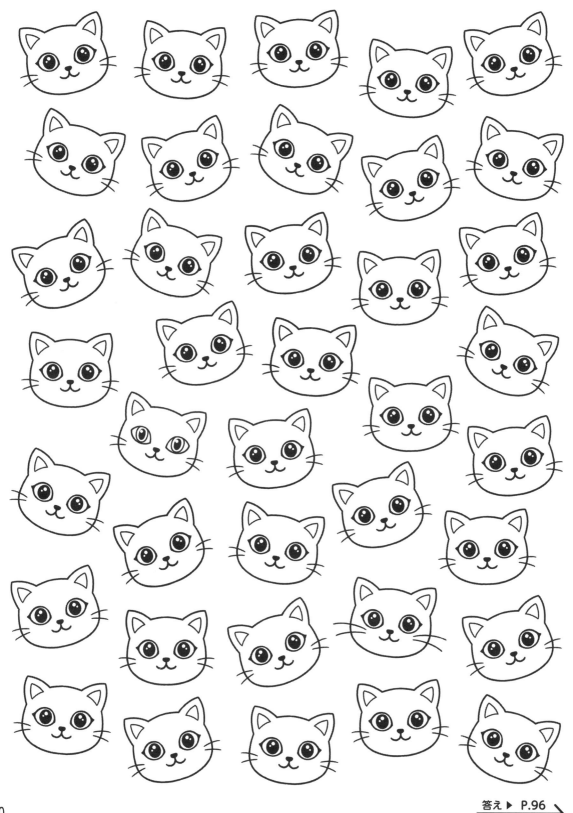

答え ▶ P.96

6 ちら見！三字熟語

● 3つの漢字の一部が見えています。これらを<u>組み合わせてできる三字熟語</u>を答えましょう。

①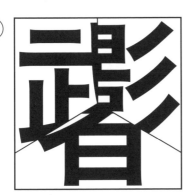

②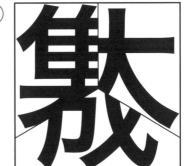

③

④

⑤

⑥

7 どっちが正しい？

正しいほうの漢字を□に書き、四字熟語を完成させましょう。

① 感 慨・涯 無量

② 悪戦苦 討・闘

③ 終 志・始 一貫

④ 意気 統・投 合

⑤ 波瀾 番・万 丈

⑥ 粉骨 砕・細 身

⑦ 一 錬・蓮 托生

⑧ 理路 整・静 然

⑨ 因 我・果 応報

⑩ 美辞 例・麗 句

⑪ 完・勧 善懲悪

⑫ 起死 快・回 生

2段計算

● 2つの計算の答えで、<u>上下の計算</u>もしましょう。□の中に数字を書きましょう。

① $13 \times 6 =$ □
　　　　　　$+$
　$7 \times 2 =$ □
　　　　　　$\parallel$
□

② $21 \times 3 =$ □
　　　　　　$-$
　$6 \times 8 =$ □
　　　　　　$\parallel$
□

③ $12 \times 4 =$ □
　　　　　　$\times$
　$2 \times 5 =$ □
　　　　　　$\parallel$
□

④ $11 \times 2 =$ □
　　　　　　$+$
　$9 \times 4 =$ □
　　　　　　$\parallel$
□

⑤ $15 \times 7 =$ □
　　　　　　$-$
　$4 \times 3 =$ □
　　　　　　$\parallel$
□

⑥ $18 \times 5 =$ □
　　　　　　$\div$
　$9 \times 2 =$ □
　　　　　　$\parallel$
□

答え ▶ P.97

9 三字熟語

●三字熟語の読みをひらがなで書きましょう。

① 八重桜

[　　　　　　　]

② 一目散

[　　　　　　　]

③ 青二才

[　　　　　　　]

④ 大晦日

[　　　　　　　]

⑤ 土俵際

[　　　　　　　]

⑥ 多数決

[　　　　　　　]

⑦ 割烹着

[　　　　　　　]

⑧ 面倒見

[　　　　　　　]

⑨ 整理券

[　　　　　　　]

⑩ 百人力

[　　　　　　　]

⑪ 終着駅

[　　　　　　　]

⑫ 雛人形

[　　　　　　　]

⑬ 原動力

[　　　　　　　]

⑭ 温泉街

[　　　　　　　]

⑮ 夢心地

[　　　　　　　]

⑯ 殺風景

[　　　　　　　]

答え▶ P.97

イラスト間違い探し

● 下の絵には8か所、上と異なる部分があります。それを探して○で囲みましょう。

正

間違い
8か所

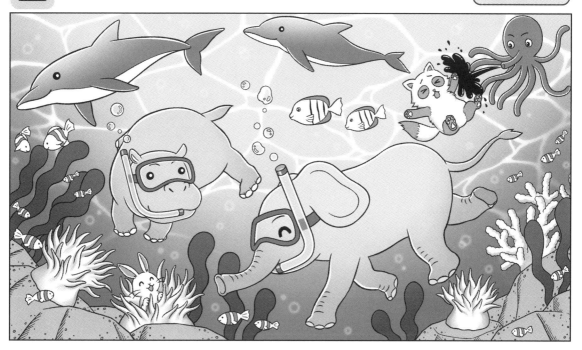

誤

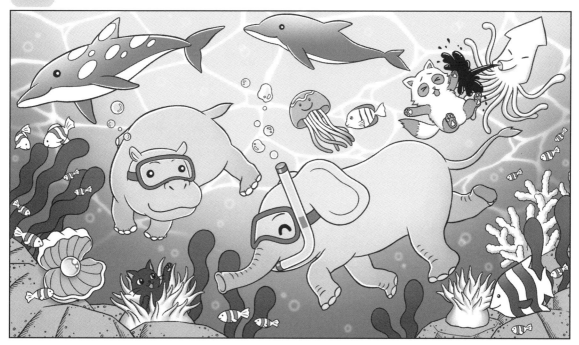

時間　　分　　秒

11 シャッフル四字熟語

●地色のところは漢字のパーツがまちがった組み合わせになっています。パーツ
を正しく組み合わせ、正しく並べかえて四字熟語を完成させましょう。

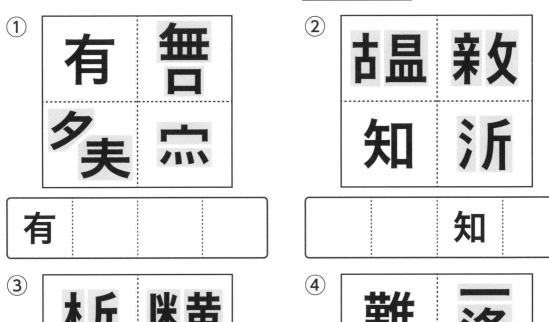

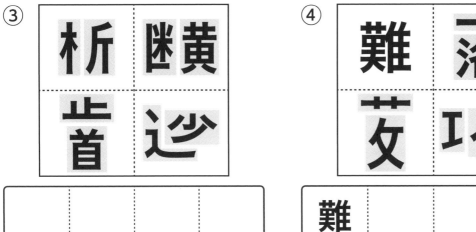

答え▶ P.98

12 シルエットペア探し

● 同じシルエットのペアをチェックしましょう。ペアにならなかった2つを探し、
〇をつけましょう。

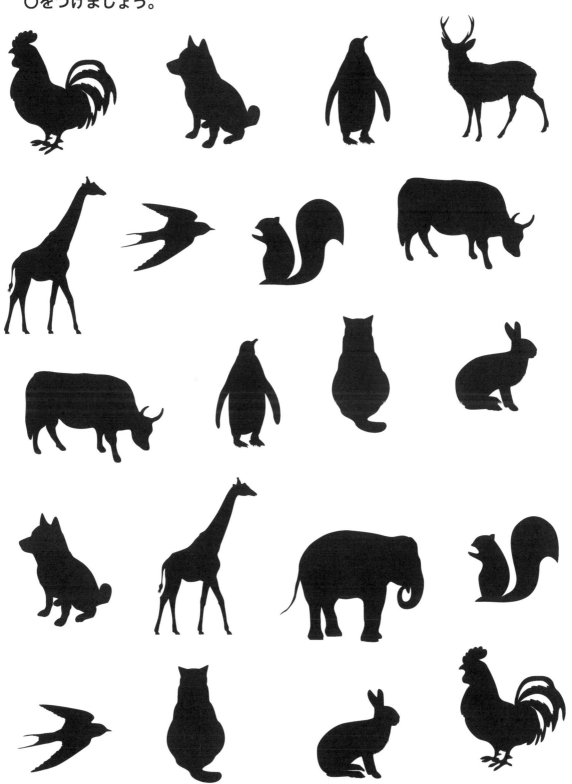

答え ▶ P.98

漢字はめこみパズル

● リストから□に字を入れて、慣用句を完成させましょう。

① □ が □ れる。

太陽が沈む。

② □ が □ れる。

気持ちがくじけてしまう。

③ □ が □ れる。

だんだん物が見えてくる。

④ □ が □ れる。

人に知られるようになる。

リスト　慣　顔　心　折　日　売　暮　目

⑤ □ を □ る。

要点をつかむ。

⑥ □ を □ る。

人に恥をかかせる。

⑦ □ を □ る。

対処法を考える。

⑧ □ を □ る。

長い年月を重ねる。

リスト　経　策　射　泥　的　塗　年　練

⑨ □ を □ む。

善い行いを重ねる。

⑩ □ を □ む。

こっそり行う。

⑪ □ を □ む。

人の考えを推察する。

⑫ □ を □ む。

詩などで同じ音を使って表現する。

リスト　意　韻　汲　積　盗　踏　徳　目

14 足し算ペア

時間　分　秒　正答数　／3

● 2つの数字を足すと<u>100になるペア</u>が3組あります。答えを □ に書きましょう。

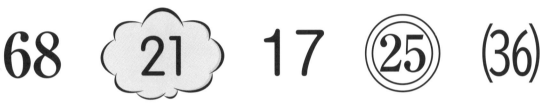

20　**13**　35　42　**70**

68　21　17　㉕　(36)

55　88　11　**66**　（二十二）

75　60　**77**　27　34

⑮　24　☆87　**37**　82

と	と	と

月　日

時間　　分　秒

正答数 　/21

読みスケルトン

● すでに入っている文字をヒントにして、リストの言葉の読みをひらがなでマスに書きましょう。

★小さい「っ」と大きい「つ」などのように両方で使う場合があります。

あ		た			う		か	
	ん					ん		ん
		ら		う			ま	
お								ど
	お				ぶ	ね		
				う				
た			と					ん
				さ				
	う	じ		う		う		

リスト

朝顔　宇宙　内輪　雨天　臆病　尾根　門松　工場

白湯　参加　体操　宝船　旅人　治安　都度　天丼

童心　図書　熱中　湯船　雷雲

答え ▶ P.99

仲間はずれ探し

●下の絵の中に、1つだけ違うものがあります。それを探して〇で囲みましょう。

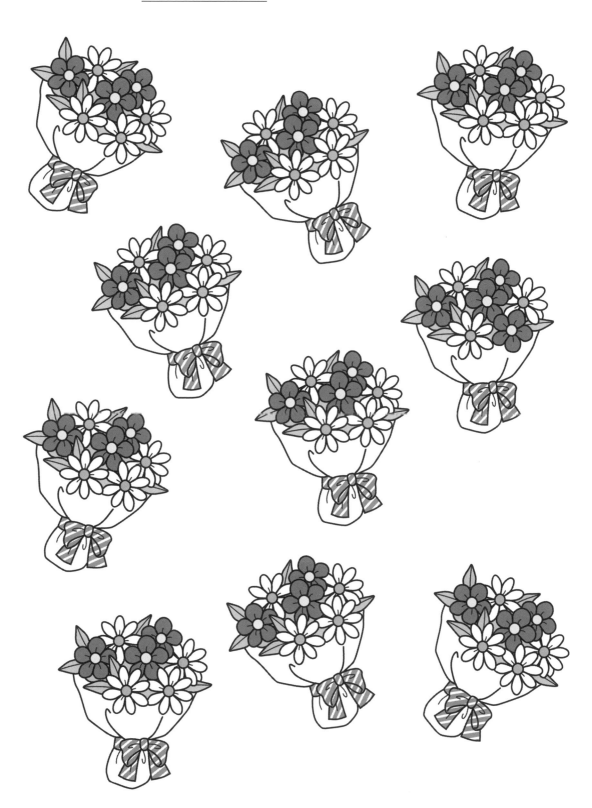

答え ▶ P.99

17 漢字探しパズル

●同音異義語が3つできるように、リストの字をすべて入れて完成させましょう。

① □□ の歌

□□ 扇を回す。

雨期と □□

② □□ か後攻か。

□□ 花火をする。

合格者の □□

③ □□ 菜園

博士 □□

結果を □□ する。

18 キャンディー足し算

● キャンディーの数字で足し算が成り立つように、リストの数字を入れましょう。

① 38 ＋ 47 ＝ ◯

② 51 ＋ ◯ ＝ 70

③ ◯ ＋ 81 ＝ ◯

④ 62 ＋ ◯ ＝ ◯

⑤ ◯ ＋ ◯ ＝ 40

①〜⑤のリスト

19　31

85　13

16　97

93　27

⑥ 60 ＋ ◯ ＝ 96

⑦ ◯ ＋ 73 ＝ ◯

⑧ 46 ＋ 29 ＝ ◯

⑨ ◯ ＋ ◯ ＝ 89

⑩ 24 ＋ ◯ ＝ ◯

⑥〜⑩のリスト

48　39

22　63

75　36

41　95

答え ▶ P.100

時間　　分｜　秒

正答数
／14

19 慣用句パズル

●慣用句になるようにリストにある熟語を□に入れましょう。

① □□ を取る。　② □□ の思い。

③ □□ を食う。　④ □□ に見る。

⑤ □□ がせまい。　⑥ □□ を切る。

⑦ □□ にはさむ。　⑧ □□ が悪い。

⑨ □□ を吐く。　⑩ □□ を押す。

⑪ □□ に迷う。　⑫ □□ を入れる。

⑬ □□ が利く。　⑭ □□ が立つ。

リスト

| 大目 | 音頭 | 肩身 | 口火 | 小耳 | 後味 | 断腸 |
| 鳥肌 | 本腰 | 道草 | 目先 | 横車 | 弱音 | 路頭 |

答え ▶ P.100

20 ぐるぐる計算

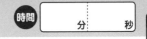

● ➡ ↓ の先に計算の答えが入ります。□にあてはまる数字を書きましょう。

①
$$1 + 5 \rightarrow \Box + 3 \rightarrow \Box$$
$$+ \qquad + \qquad +$$
$$\Box \qquad 3 \qquad 2$$
$$\downarrow \qquad \downarrow \qquad \downarrow$$
$$3 + \Box + \Box + 4 + \Box \rightarrow 32$$

②
$$2 + 3 \rightarrow \Box - 4 \rightarrow \Box$$
$$+ \qquad + \qquad +$$
$$\Box \qquad 6 \qquad 9$$
$$\downarrow \qquad \downarrow \qquad \downarrow$$
$$9 - 4 + \Box - 5 + \Box \rightarrow \Box$$

③
$$8 - 1 \rightarrow \Box - 3 \rightarrow \Box$$
$$+ \qquad + \qquad +$$
$$\Box \qquad 6 \qquad 2$$
$$\downarrow \qquad \downarrow \qquad \downarrow$$
$$10 - \Box + \Box - 8 + \Box \rightarrow 18$$

答え ▶ P.100

漢字スケルトン

● すでに入っている字とマスの数をヒントにリストの言葉をマスに入れましょう。
重なったマスは同じ字になります。

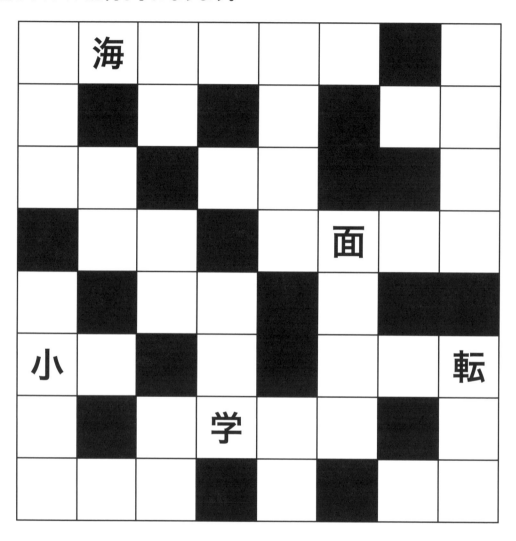

リスト

2文字 一生 各自 化石 下水 坂道 実話 小説
水道 中心 道中 都下 道草

3文字 試運転 心理学 大理石 転校生 東京都

4文字 化学実験 幹線道路 軽自動車 針小棒大
面接試験 路面電車

6文字 東海道新幹線

答え ▶ P.101

月　　日

時間　　分　　秒

文字絵間違い探し

● 「パンダ」の文字絵です。この中にリストにない文字が8つまざっています。それを探して〇で囲みましょう。

リスト　パ　ン　ダ　笹　輪

間違い　8か所

（文字絵：パンダ）

23 熟語だるま落とし

月　日

時間　　分　　秒

正答数　／8

●だるま落としにある８つの文字から、四字熟語を２つ作りましょう。

① 前 廉 白 未 代 清 潔 聞

② 徹 固 満 自 頑 足 一 己

③ 鬼 神 入 刀 出 没 直 単

④ 到 創 用 意 夫 工 意 周

28

答え ▶ P.102

計算ぬり絵

●計算の答えが次のようになる<u>マス</u>をぬり、<u>最後に現れる文字</u>を答えましょう。

現れる文字

答えが 3、4、8 のマス

8+1	8+0	4−1	3÷1	0+3	0+5	11−6	4÷2	3−3	8+2	1+2	15÷3
12−1	11−7	4+1	2−2	9−1	11−5	6÷3	5−3	2+4	0+8	0+9	2−1
3÷3	16÷2	7−1	5+1	4+0	4−4	4÷4	5+5	9−6	4÷1	6−4	6÷6
6−2	4+2	3+5	6+3	14−6	12−5	9÷9	12÷3	4−3	5+3	9−4	3+3
7+3	3−2	9−3	11−3	6÷2	5÷5	7−4	3−1	7−2	2+1	11−2	8−2
12÷2	2+5	5+0	13−5	9−0	6÷1	9−2	1+1	6+1	16÷4	5−4	10−5
6−0	12−4	2+6	7−5	4+5	2−0	3+2	8÷4	10−3	24÷3	3−1	7+4
11−9	7+0	10÷2	7−7	10−4	6+4	5+4	4+10	14÷7	7÷1	4−2	4+3
15÷5	6−3	6+2	5−1	21÷7	1−1	7+2	9+0	10+4	5+4	9−7	1−0
3+4	5−0	8−6	1+4	1+3	6+0	7+1	8−4	8−2	7÷7	1+5	10−7
8÷8	2+0	8÷1	7−0	4+4	0+7	6−6	9−5	12÷4	6−5	7+4	3+1
5−5	7+5	3+0	7−3	1÷1	2+7	2+9	5+7	9÷1	11−1	8−7	10−2
9+2	6+8	8÷2	8+6	10−8	9−8	1+6	9+1	10−0	5+6	1+7	2+8
10−1	5−2	7−6	8−8	5+2	3+8	10−6	9÷3	8−5	0+4	4+6	8−1
2+2	6−1	3+6	3+9	9+1	2+3	8−3	10−9	1+8	3+7	9−9	6+6

答え ▶ P.102

25 並べかえパズル

● ４つに分かれた絵が２種類あります。解答欄に数字を正しく並べて２つの絵を完成させましょう。

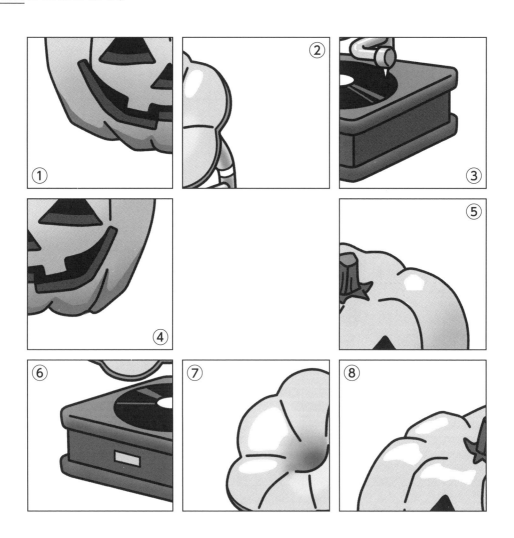

解答欄〈カボチャ〉

解答欄〈蓄音機〉

漢字はめこみパズル

● リストから□に字を入れて、慣用句を完成させましょう。

① □を□める。

不足を補う。

② □を□める。

物事に集中する。

③ □を□める。

争いをやめる。

④ □を□める。

結婚して家庭をもつ。

リスト 詰 穴 固 根 収 身 埋 矛

⑤ □に□る。

自分の能力ではどうにもできない。

⑥ □に□る。

満足する結果を得て喜ぶ。

⑦ □に□る。

調子に乗って、つけあがる。

⑧ □に□る。

よくしてもらいありがたいと思う。

リスト 悦 恩 手 乗 図 着 入 余

⑨ □が□う。

意気投合する。

⑩ □が□う。

格段の差がある。

⑪ □が□う。

人間味がある。

⑫ □が□う。

足が疲れてがくがくする。

リスト 違 血 桁 合 膝 笑 通 馬

答え ▶ P.102

トランプ計算

● カードの番号で計算しましょう。A＝1、J＝11、Q＝12、K＝13です。

① 3♥ ＋ 7♥ ＋ 5♥ ＋ A♥ ＝ ☐

② 8♠ ＋ 9♠ ＋ A♠ － 6♠ ＝ ☐

③ Q♦ ＋ 4♦ ＋ 2♦ ＋ 5♦ ＝ ☐

④ K♣ － 8♣ ＋ 10♣ ＋ 5♣ ＝ ☐

⑤ 4♥ ＋ J♥ － 9♥ ＋ 2♥ ＝ ☐

答え ▶ P.102

28 イラスト間違い探し

● 下の絵には8か所、上と異なる部分があります。それを探して〇で囲みましょう。

正

間違い
8か所

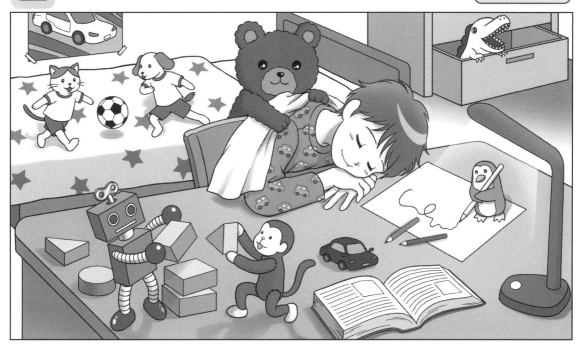

誤

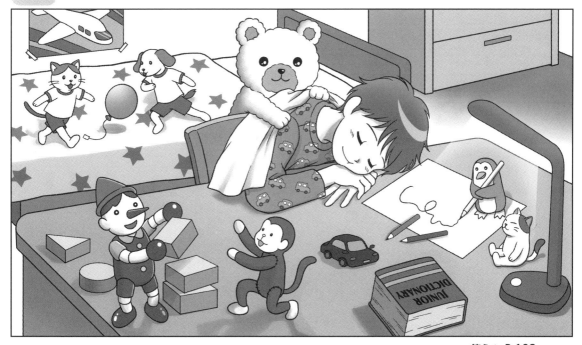

29 時計で計算

●示された時刻から計算をしましょう。時刻は24時間表記です（例：午後3時＝15：00）。

①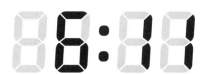

40分後は？

時	分

②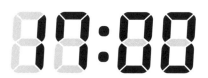

28分前は？

時	分

③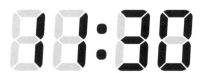

1時間20分前は？

時	分

④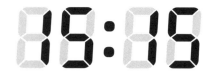

1時間40分後は？

時	分

⑤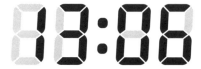

2時間35分後は？

時	分

⑥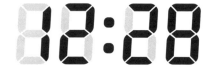

2時間15分前は？

時	分

⑦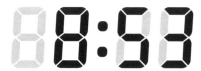

3時間27分後は？

時	分

⑧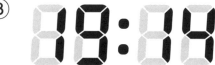

4時間30分前は？

時	分

答え ▶ P.103

30 慣用句パズル

時間　　分　秒　正答数　／14

●慣用句になるようにリストにある熟語を□に入れましょう。

① ［　　　］がつく。　② ［　　　］に立つ。

③ ［　　　］にかける。　④ 阿吽の ［　　　］

⑤ ［　　　］を現す。　⑥ ［　　　］を張る。

⑦ ［　　　］をはじく。　⑧ ［　　　］をかける。

⑨ ［　　　］になる。　⑩ ［　　　］に付す。

⑪ ［　　　］を立てる。　⑫ ［　　　］を入れる。

⑬ ［　　　］を変える。　⑭ ［　　　］に潜る。

リスト

青筋	血相	呼吸	見栄	算盤	地下	手塩
天狗	頭角	拍車	不問	目鼻	矢面	横槍

答え ▶ P.103

時間　分　秒

正答数 ／1

31 仲間はずれ探し

● 下の絵の中に、1つだけ違うものがあります。それを探して○で囲みましょう。

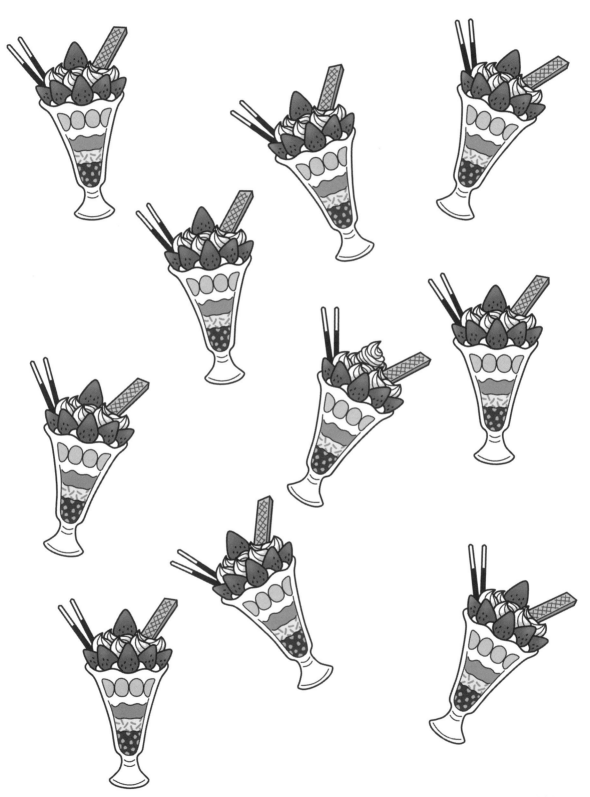

答え ▶ P.103

32 ちら見！三字熟語

● 3つの漢字の一部が見えています。これらを組み合わせてできる三字熟語を答えましょう。

①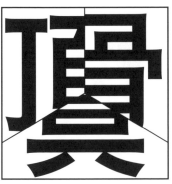

②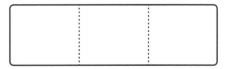

③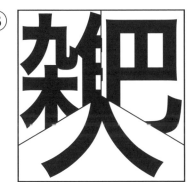

④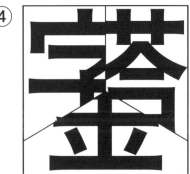

⑤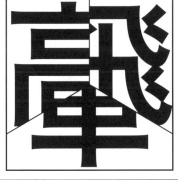

⑥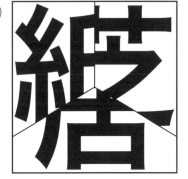

33 シルエットペア探し

● 同じシルエットのペアをチェックしましょう。ペアにならなかった2つを探し、
〇をつけましょう。

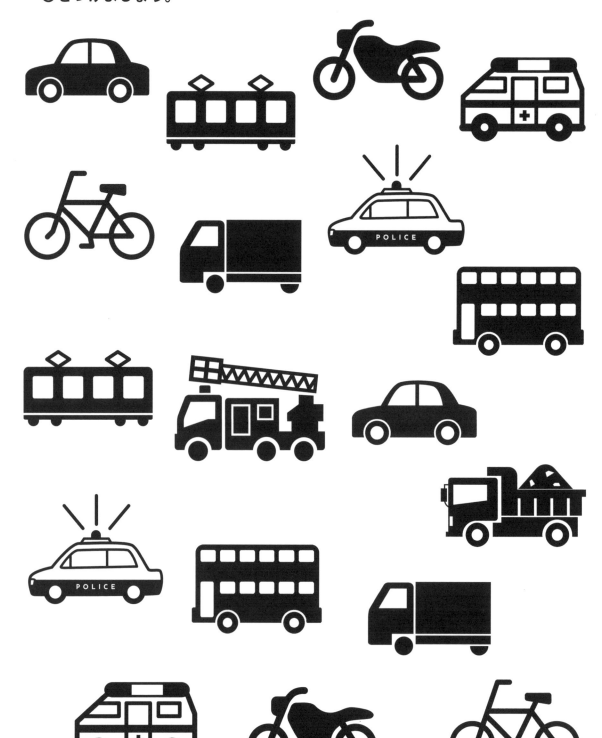

答え ▶ P.104

34 漢字探しパズル

時間　　分　　秒　正答数　／9

● 同音異義語が3つできるように、リストの字をすべて入れて完成させましょう。

① ☐☐ 文を書く。

☐☐ 機

歌謡曲の ☐☐

リスト

乾　間
感　奏
想　燥

---

② ☐☐ 情報を見る。

☐☐ な宝石

7時に ☐☐ する。

リスト

気　起
希　床
少　象

---

③ 店内を ☐☐ する。

☐☐ 電車

☐☐ を食べる。

リスト

海　改
回　送
装　藻

答え ▶ P.104

足し算ペア

● 2つの数字を足すと110になるペアが3組あります。答えを□に書きましょう。

14　*64*　**81**　**39**　51

62　㉝　**12**　☆40　**56**

38　59　⬡65　☁21　19

78　**23**　（八十）　㉜　43

●76　（67）　18　**52**　73

と	と	と

時間　分　秒　　正答数　/16

36 三字熟語

● 三字熟語の読みをひらがなで書きましょう。

① 目一杯
[　　　　　　　]

② 居酒屋
[　　　　　　　]

③ 七福神
[　　　　　　　]

④ 過保護
[　　　　　　　]

⑤ 水菓子
[　　　　　　　]

⑥ 二刀流
[　　　　　　　]

⑦ 大御所
[　　　　　　　]

⑧ 後日談
[　　　　　　　]

⑨ 月桂冠
[　　　　　　　]

⑩ 鴨南蛮
[　　　　　　　]

⑪ 筆不精
[　　　　　　　]

⑫ 別天地
[　　　　　　　]

⑬ 千秋楽
[　　　　　　　]

⑭ 史上初
[　　　　　　　]

⑮ 内弁慶
[　　　　　　　]

⑯ 両成敗
[　　　　　　　]

答え ▶ P.105

並べかえパズル

● 4つに分かれた絵が2種類あります。解答欄に数字を正しく並べて2つの絵を完成させましょう。

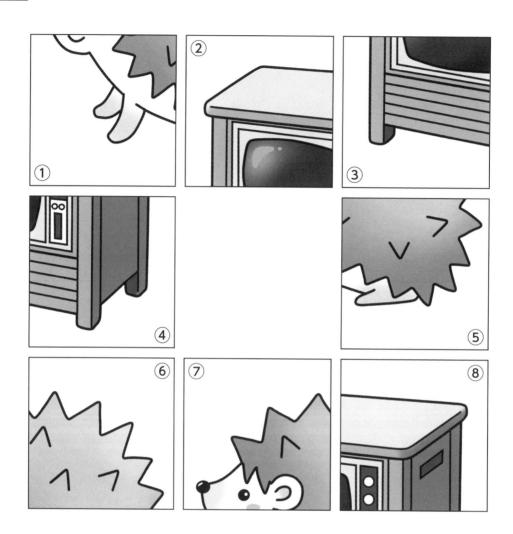

解答欄〈ハリネズミ〉

解答欄〈テレビ〉

答え ▶ P.105

月　日

時間　　分　　秒

どっちが正しい？

● 正しいほうの漢字を□に書き、四字熟語を完成させましょう。

① 希 少・小 価値

② 厚顔無 知・恥

③ 喜色 満・慢 面

④ 昆・渾 然一体

⑤ 臨機 往・応 変

⑥ 好 期・機 到来

⑦ 満 身・信 創痍（い）

⑧ 自 某・暴 自棄

⑨ 栄 古・枯 盛衰

⑩ 一生 賢・懸 命

⑪ 共存 協・共 共栄

⑫ 言語 語・後 道断

答え ▶ P.105

月　日

キャンディー足し算

●キャンディーの数字で足し算が成り立つように、リストの数字を入れましょう。

① 50 ＋ 〇 ＝ 〇

② 〇 ＋ 54 ＝ 80

③ 〇 ＋ 15 ＝ 〇

④ 17 ＋ 57 ＝ 〇

⑤ 〇 ＋ 〇 ＝ 37

①〜⑤のリスト

71　56

25　12

74　26

92　42

⑥ 11 ＋ 〇 ＝ 87

⑦ 〇 ＋ 61 ＝ 〇

⑧ 58 ＋ 〇 ＝ 〇

⑨ 〇 ＋ 33 ＝ 78

⑩ 〇 ＋ 〇 ＝ 99

⑥〜⑩のリスト

65　21

30　34

45　88

76　82

答え ▶ P.105

40 イラストヒント熟語

● 漢字の一部がイラストのヒントになっています。二字熟語を答えましょう。

①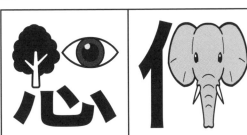

②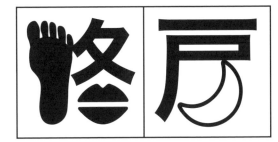

③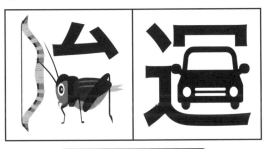

④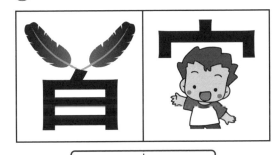

⑤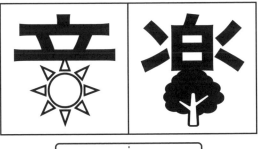

⑥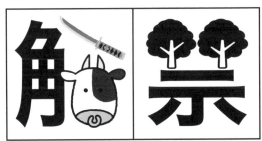

答え ▶ P.105

月　　日

ちがう絵は？（リス）

● 2つだけちがう絵があります。見つけて〇をつけましょう。

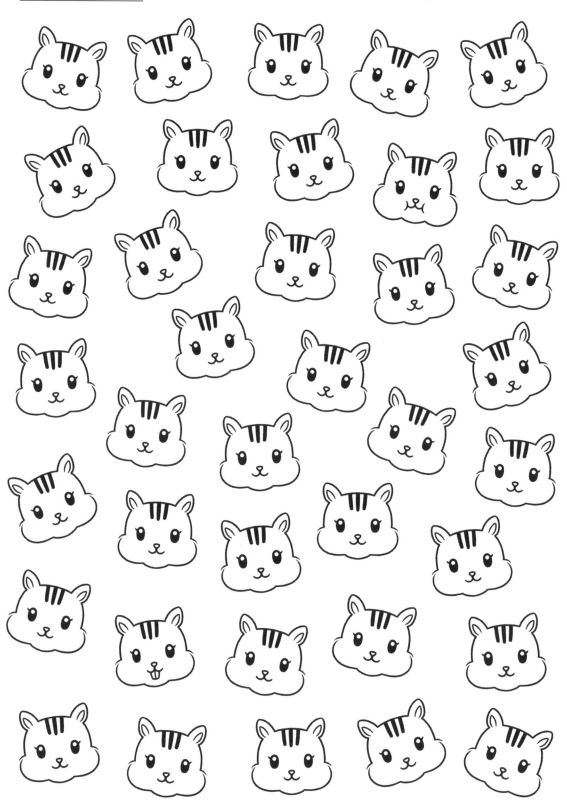

答え ▶ P.106

42 熟語だるま落とし

● だるま落としにある8つの文字から、<u>四字熟語を2つ作りましょう</u>。

①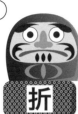

折
洋
国
異
和
緒
裏
情

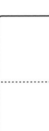

②

安
明
日
文
大
化
開
吉

③

集
猪
心
進
群
突
理
猛

④

横
路
縦
一
真
無
尽
実

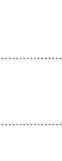 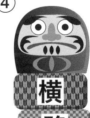 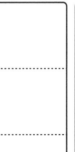

答え ▶ P.106

43 トランプ計算

● <u>カードの番号で計算</u>しましょう。A＝1、J＝11、Q＝12、K＝13です。

① J♠ ＋ 9♠ ＋ 6♠ ＋ A♠ ＝ ☐

② 5♦ ＋ 10♦ ＋ 8♦ － Q♦ ＝ ☐

③ K♥ － 4♥ － A♥ － 7♥ ＝ ☐

④ 6♣ ＋ Q♣ － 10♣ ＋ 2♣ ＝ ☐

⑤ J♦ － 3♦ ＋ A♦ － 4♦ ＝ ☐

月　　日

44 漢字探しパズル

● 同音異義語が3つできるように、リストの字をすべて入れて完成させましょう。

① 食品 □ □ 物

□ □ を統一する。

責任 □ □

リスト
天　転
添　嫁
下　加

② 絵画を □ □ する。

試合で □ □ する。

□ □ にひたる。

リスト
完　鑑
感　賞
勝　傷

③ 作品を □ □ する。

太平洋を □ □ する。

□ □ 先に立たず。

リスト
公　航
後　海
開　悔

45 イラスト間違い探し

●下の絵には8か所、上と異なる部分があります。それを探して〇で囲みましょう。

正

間違い
8か所

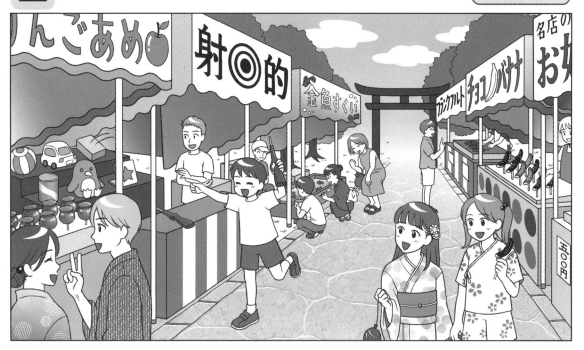

誤

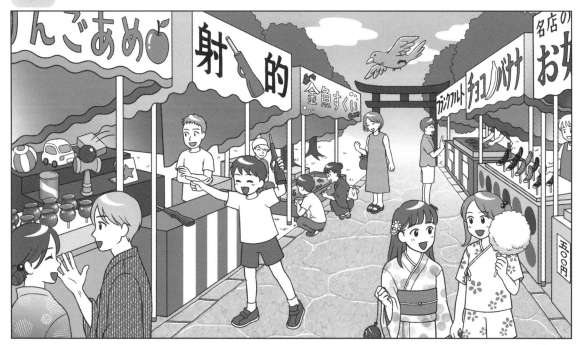

答え ▶ P.107

● すでに入っている文字をヒントにして、リストの言葉の読みをひらがなでマスに書きましょう。

★小さい「っ」と大きい「つ」などのように両方で使う場合があります。

	■		じ	■	■	さ		
つ	■		ゆ			い	■	よ
て		あ		■	■		ぞ	う
■		■		て	な	■		
■	よ		い	■		く	し	
	う	■	■		■	し	■	く
	■			ん	き		■	
や	せ		■	し		う	ら	
	■	せ			う	■		ど

リスト

宛名　暗室　偉業　維持　伊勢　裏目　切手　苦笑
小僧　最古　山地　慈雨　磁石　純愛　精通　選挙
朝食　提案　納屋　目途　役所　野生　雄大　予定

答え ▶ P.107

月　　　日

2段計算

● 2つの計算の答えで、<u>上下の計算</u>もしましょう。□の中に数字を書きましょう。

① $14 \times 7 =$ ☐

$+$

$2 \times 6 =$ ☐

$=$

☐

② $15 \times 8 =$ ☐

$÷$

$3 \times 10 =$ ☐

$=$

☐

③ $19 \times 5 =$ ☐

$-$

$7 \times 2 =$ ☐

$=$

☐

④ $16 \times 6 =$ ☐

$+$

$2 \times 2 =$ ☐

$=$

☐

⑤ $22 \times 3 =$ ☐

$-$

$6 \times 2 =$ ☐

$=$

☐

⑥ $20 \times 4 =$ ☐

$\times$

$2 \times 2 =$ ☐

$=$

☐

答え ▶ P.108

48 漢字はめこみパズル

●リストから□に字を入れて、慣用句を完成させましょう。

① □を□える。
人と違う意見を言う。

② □を□える。
落ち着いて物事に取り組む。

③ □を□える。
文章を修正したり書き足したりする。

④ □を□える。
華やかさが増す。

リスト 異　花　加　据　腰　唱　添　筆

⑤ □が□い。
自分の考えを押し通す。

⑥ □が□い。
人の力量や物事の内容に深みが無い。

⑦ □が□い。
誇らしく思う。

⑧ □が□い。
心が広く、包容力がある。

リスト 我　懐　強　高　深　浅　底　鼻

⑨ □を□く。
一休みする。

⑩ □を□く。
技術や能力を上達させる。

⑪ □を□く。
物事の影響が後々まで残る。

⑫ □を□く。
とても優れていることに対して驚く。

リスト 引　巻　舌　息　抜　尾　磨　腕

答え▶P.108

49 シルエットペア探し

● 同じシルエットのペアをチェックしましょう。ペアにならなかった２つを探し、
〇をつけましょう。

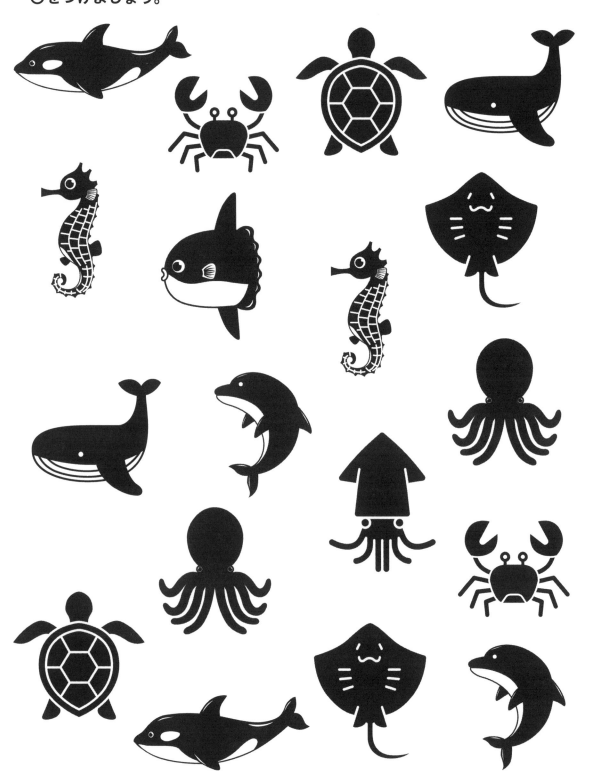

答え ▶ P.108

50 ちら見！三字熟語

● 3つの漢字の一部が見えています。これらを組み合わせてできる三字熟語を答えましょう。

①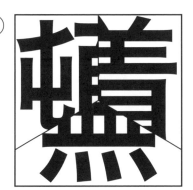

②

③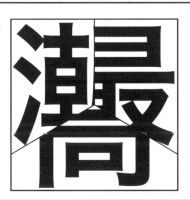

④

⑤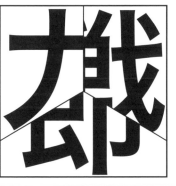

⑥

時間　分　秒

正答数
／18

51 ぐるぐる計算

● →↓ の先に計算の答えが入ります。□にあてはまる数字を書きましょう。

① 4 ＋ 2 ➡ □ ＋ 1 ➡ □

＋　　　　＋　　　　＋

□　　　　8　　　　3

↓　　　　↓　　　　↓

7 ＋ □ ＋ □ ＋ 3 ＋ □ ➡ 36

② 3 ＋ 5 ➡ □ － 4 ➡ □

＋　　　　＋　　　　＋

□　　　　1　　　　2

↓　　　　↓　　　　↓

11 － 3 ＋ □ － 7 ＋ □ ➡ □

③ 5 － 1 ➡ □ － 2 ➡ □

＋　　　　＋　　　　＋

□　　　　4　　　　9

↓　　　　↓　　　　↓

8 － □ ＋ □ － 5 ＋ □ ➡ 16

答え ▶ P.109

52 シャッフル四字熟語

●地色のところは漢字のパーツがまちがった組み合わせになっています。パーツ
　を正しく組み合わせ、正しく並べかえて<u>四字熟語を完成</u>させましょう。

① 空　綬
　 竜　彳則

空			

② 所夫　夗貝
　 剛　宀聿

		剛	

③ 哥召　和
　 日晉　訜

	和		

④ 亲弋　陳
　 亻尃　訴

	陳		

⑤ 㐫　壴木
　 悤心　奴衣

⑥ 㢆夫　迆
　 直　圥

		直	

答え ▶ P.109

53 並べかえパズル

● 4つに分かれた絵が2種類あります。解答欄に数字を正しく並べて2つの絵を完成させましょう。

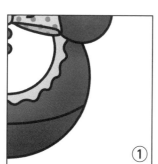
①

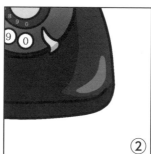
②

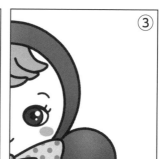
③

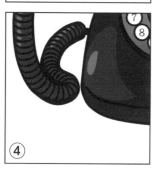
④

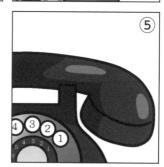
⑤

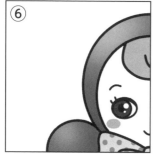
⑥

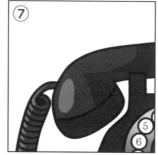
⑦

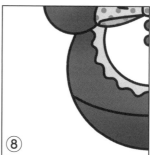
⑧

解答欄〈黒電話〉

解答欄〈起き上がりこぼし〉

答え ▶ P.109

慣用句パズル

●慣用句になるようにリストにある熟語を□に入れましょう。

① [　　｜　　] をたたく。　② [　　｜　　] に帰_きす。

③ [　　｜　　] にかける。　④ [　　｜　　] がつく。

⑤ [　　｜　　] を得_えない。　⑥ [　　｜　　] を打_うつ。

⑦ [　　｜　　] を失_{うしな}う。　⑧ [　　｜　　] を張_はる。

⑨ [　　｜　　] 漏_もらさず。　⑩ [　　｜　　] を担_{かつ}ぐ。

⑪ [　　｜　　] の一角_{いっかく}。　⑫ [　　｜　　] を外_{はず}す。

⑬ [　　｜　　] を切_きる。　⑭ [　　｜　　] を示_{しめ}す。

リスト

| 縁起 | 大口 | 細大 | 自腹 | 水泡 | 先手 | 天秤_{びん} |
| 難色 | 羽目 | 氷山 | 伏線 | 面目 | 物心 | 要領 |

答え ▶ P.110

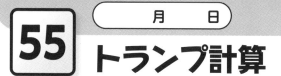

トランプ計算

● <u>カードの番号で計算しましょう。</u> A=1、J=11、Q=12、K=13です。

① 5♦ + K♦ + A♦ － 7♦ ＝ ⬜

② 9♠ + 6♠ － 2♠ + Q♠ ＝ ⬜

③ K♥ － 3♥ － 4♥ + J♥ ＝ ⬜

④ 8♣ × 5♣ + 7♣ + A♣ ＝ ⬜

⑤ 3♠ × 6♠ － 10♠ + J♠ ＝ ⬜

答え ▶ P.110

56 三字熟語

● 三字熟語の読みをひらがなで書きましょう。

① 有頂天

　〔　　　　　　　〕

② 海水浴

　〔　　　　　　　〕

③ 一粒種

　〔　　　　　　　〕

④ 潮干狩

　〔　　　　　　　〕

⑤ 神通力

　〔　　　　　　　〕

⑥ 小細工

　〔　　　　　　　〕

⑦ 居留守

　〔　　　　　　　〕

⑧ 天文台

　〔　　　　　　　〕

⑨ 歌謡曲

　〔　　　　　　　〕

⑩ 大掃除

　〔　　　　　　　〕

⑪ 豆電球

　〔　　　　　　　〕

⑫ 十五夜

　〔　　　　　　　〕

⑬ 価千金

　〔　　　　　　　〕

⑭ 乾電池

　〔　　　　　　　〕

⑮ 駄菓子

　〔　　　　　　　〕

⑯ 四天王

　〔　　　　　　　〕

答え ▶ P.110

時間　分　秒
正答数　/8

57 イラスト間違い探し

●下の絵には8か所、上と異なる部分があります。それを探して〇で囲みましょう。

正

間違い
8か所

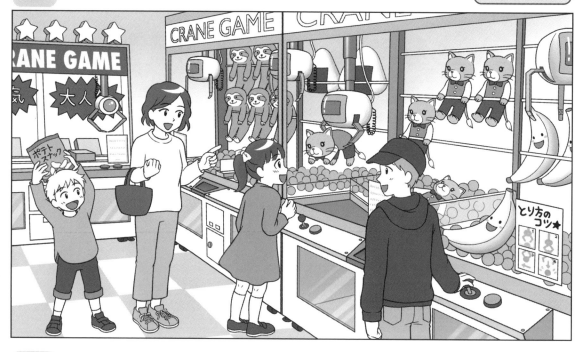

誤

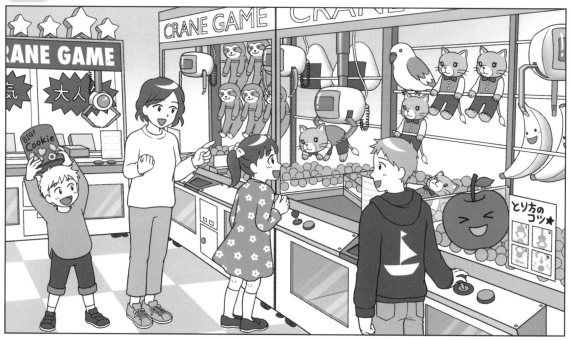

答え ▶ P.110

58 イラストヒント熟語

●漢字の一部がイラストのヒントになっています。二字熟語を答えましょう。

①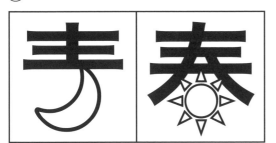

②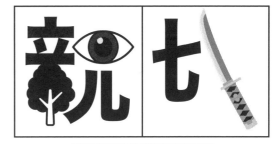

③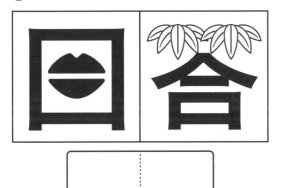

④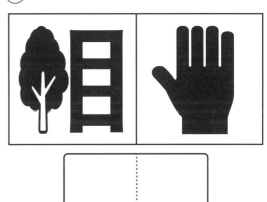

⑤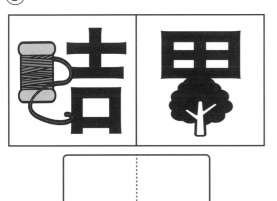

⑥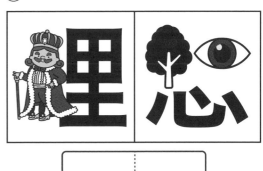

答え ▶ P.110

月　日

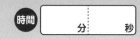

時間　　分　　秒

正答数

/54

ぬるマスの数▲

●計算の答えが次のようになる<u>マスをぬり</u>、<u>最後に現れる文字</u>を答えましょう。

答えが1、2、9のマス

現れる文字

0+3	1+0	6+9	1−1	11−1	2+4	0+7	8−3	3+8	10−4	5+0	1+9
3−3	6−5	5−2	5+6	7−2	3+5	9−3	5+8	2+3	7−7	7+4	8+0
4÷1	11−9	2−0	1÷1	10−1	6÷6	11−8	9−8	2+0	9÷3	11−4	3+6
1+2	4−2	6÷1	4+0	5÷5	6+7	10−5	9−5	11−2	7−0	6+0	8÷8
0+9	4−0	12÷1	9−4	5−4	7÷1	7−1	9+4	11−7	4−4	7−3	7−6
6−0	2+1	2+6	7÷7	4+7	9+2	10÷2	6÷2	8+6	3+9	2−1	5−1
3+1	7−4	6+3	10−0	7+9	6−6	5÷1	9−7	4+5	2÷2	1+4	7+6
8−0	4+3	3+0	6−2	9−9	2+2	11−0	7+0	7+1	4+1	11−5	2+5
4−1	10−7	9−1	4+9	4+2	8÷1	10−7	7+7	10−2	0+2	3−0	1+7
1+8	6−4	3÷3	9÷9	13−4	1−0	2+1	0+1	6÷3	10−9	8−6	4−3
11−6	2+8	11−3	8+3	6−1	9÷1	8−5	9−0	3+4	3+2	1+6	4÷2
6+2	9−2	9+8	8−8	9+6	1+1	6+4	5−5	5+5	8−4	1+3	2+7
8−2	8÷2	3+3	3÷1	12÷2	7−5	10−3	2+9	9−6	4+6	4+4	8÷4
5+1	6−3	8+8	6+1	5+3	14−5	10−6	8−1	2+5	5−0	3−2	9+0
3−1	4÷4	10−8	8+1	8−7	5−3	6+5	5+2	7+2	12−3	4+5	0+4

答え▶P.111

60 熟語だるま落とし

● だるま落としにある8つの文字から、<u>四字熟語を2つ</u>作りましょう。

①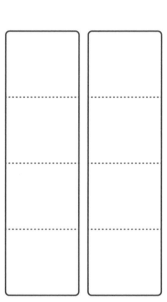

末 末 倒 来 永 転 劫 本

②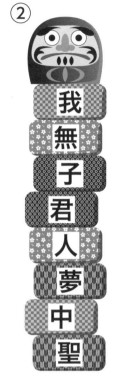

我 無 子 君 人 夢 中 聖

③

返 名 回 上 名 汚 誉 挽

④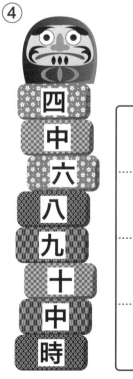

四 中 六 八 九 十 中 時

仲間はずれ探し

●下の絵の中に、1つだけ違うものがあります。それを探して〇で囲みましょう。

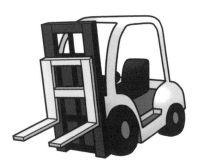
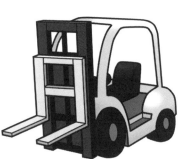
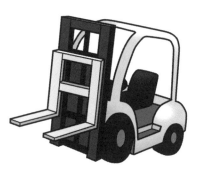
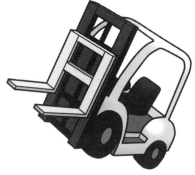
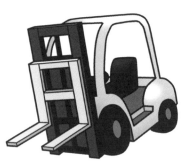
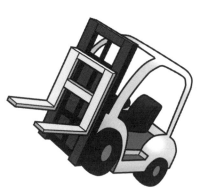
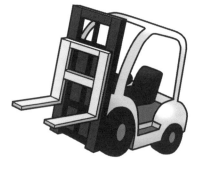
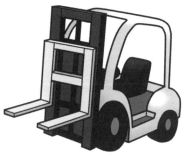
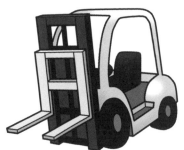
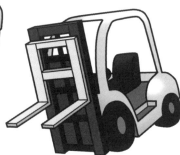

答え ▶ P.111

62 どっちが正しい？

● 正しいほうの漢字を□に書き、四字熟語を完成させましょう。

① 公 名・明 正大

② 不可 効・抗 力

③ 初志 完・貫 徹

④ 深 層・創 心理

⑤ 一日千 秋・週

⑥ 千 在・載 一遇

⑦ 青息 途・吐 息

⑧ 一目 良・瞭 然

⑨ 大 旦・胆 不敵

⑩ 自然 淘・当 汰

⑪ 手 練・連 手管

⑫ 年功 助・序 列

時計で計算

●示された時刻から計算をしましょう。時刻は24時間表記です（例：午後3時＝15：00）。

①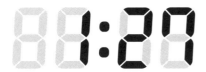

14分後は？

時	分

②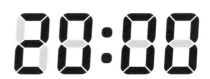

15分前は？

時	分

③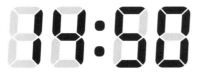

1時間40分前は？

時	分

④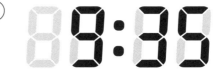

1時間20分後は？

時	分

⑤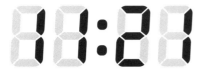

2時間15分前は？

時	分

⑥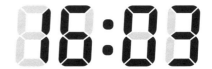

4時間50分後は？

時	分

⑦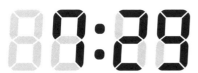

3時間30分前は？

時	分

⑧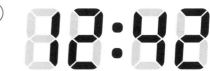

5時間38分後は？

時	分

答え ▶ P.112

64 漢字はめこみパズル

●リストから□に字を入れて、慣用句を完成させましょう。

① □が□れる。

子どもの世話が不要になる。

② □が□れる。

気分がすっきりする。

③ □が□れる。

性格が穏やかになる。

④ □が□れる。

物事が途中で続けられなくなる。

リスト　角　気　手　取　晴　切　息　離

⑤ □を□す。

はっきりと言わず、あいまいにする。

⑥ □を□す。

繰り返し注意する。

⑦ □を□す。

自分で行う。

⑧ □を□す。

気持ちを引き締めて態度を改める。

リスト　押　下　襟　口　手　正　濁　念

⑨ □を□う。

人に勝とうとして前に進む。

⑩ □を□う。

聞いたことが信じられない。

⑪ □を□う。

物事を直視することができない。

⑫ □を□う。

人を馬鹿にする。

リスト　疑　耳　食　人　先　争　覆　目

答え ▶ P.112

65 計算ぬり絵

●計算の答えが次のようになるマスをぬり、最後に現れる文字を答えましょう。

現れる文字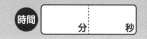

答えが5、6、7のマス

1+1	0+5	11−7	9−1	8+0	10−10	6−4	8÷2	7+4	12−9	9−9	1+3
1−0	10−0	5−0	2+1	12÷4	12−1	1+0	2−1	7−4	2+6	5−5	8−7
12−7	13−2	5+4	21÷7	5−2	18÷3	8−4	3+2	5+1	5÷1	6−0	0+7
9−7	10÷2	6−5	3+1	2+5	11−5	12−3	4−3	3+5	10−6	2−0	7−2
10−8	5+3	11−9	5+0	8−3	11−0	9−6	1+2	3−1	7−1	4−4	11−6
1+5	7−1	10−3	0+1	13−4	4+4	9÷3	4+7	9−5	12÷2	1+6	11−1
8−5	7+2	7−3	5+6	6÷2	18÷9	2+0	3−3	1+3	10−4	5−3	9−8
6+2	4−0	3+6	3−0	6+4	10−2	6−3	10÷5	4+1	5+9	11−8	5+5
3+4	11−4	21÷3	6+0	0+6	5−1	15÷5	6+7	6−6	18÷2	0+2	6÷6
7−0	7−7	7+1	13−9	13−8	12−2	7−6	6÷1	8−0	21÷21	10−7	2+7
7÷1	0+4	8÷8	11−3	15÷3	7+3	8−2	1+4	9−2	12−5	6+1	3+3
4+5	5−4	7+5	18÷6	9−4	13−5	6÷3	8−1	3+0	12−8	12÷6	5+2
8−6	2+2	9÷9	4+3	10−9	6+3	14÷7	10−5	8÷4	3−2	6−1	11−10
11−2	2+4	12−6	6−2	13−3	12÷3	7+7	13−6	4−2	4+0	4−1	2−2
7+9	9−0	7−5	10−1	1+7	8−8	12−4	4+2	14÷2	2+3	9−3	13−7

66 並べかえパズル

● 4つに分かれた絵が2種類あります。解答欄に数字を正しく並べて2つの絵を完成させましょう。

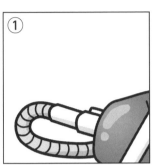

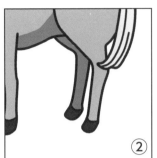

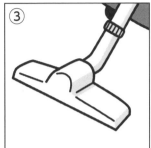

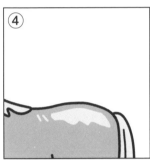

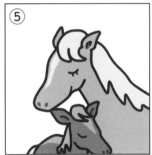

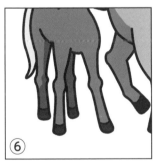

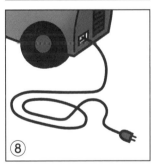

解答欄〈掃除機〉

解答欄〈馬の親子〉

答え ▶ P.113

足し算ペア

● 2つの数字を足すと<u>120になるペア</u>が3組あります。答えを□に書きましょう。

65　45　☆73　**38**　㊴

74　*82*　**29**　⚫86　54

（三十二）　**57**　■30　41　76

（85）　㊸　64　95　53

69　84　⬡22　**55**　71

と	と	と

68 シャッフル四字熟語

●地色のところは漢字のパーツがまちがった組み合わせになっています。パーツを正しく組み合わせ、正しく並べかえて<u>四字熟語を完成</u>させましょう。

①
貳	修
行	耂

②
時	俣
鉄	譜

時			

③
汁	夕亍
旅	侮

		旅	

④
穴人	全
無	宀元

		無	

⑤
扌復	胞
絈	倒

			倒

⑥
爻	荒
試	治

		試	

シルエットペア探し

● 同じシルエットのペアをチェックしましょう。ペアにならなかった2つを探し、〇をつけましょう。

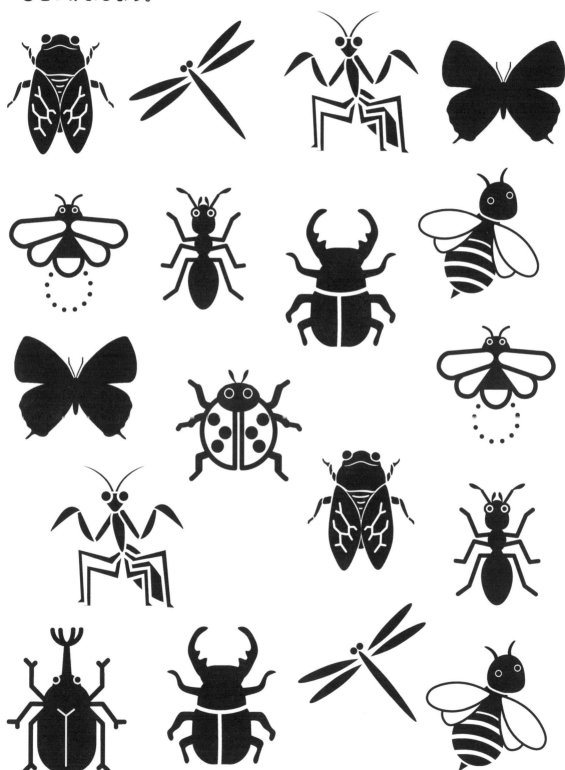

答え ▶ P.113

70 慣用句パズル

●慣用句になるようにリストにある熟語を□に入れましょう。

① 〔　　〕を見る。　② 〔　　〕を示す。

③ 〔　　〕が無い。　④ 〔　　〕を削る。

⑤ 〔　　〕を上げる。　⑥ 〔　　〕に乗る。

⑦ 〔　　〕を取る。　⑧ 〔　　〕を抜く。

⑨ 〔　　〕をつける。　⑩ 〔　　〕を惜しむ。

⑪ 〔　　〕の至り。　⑫ 〔　　〕をくじく。

⑬ 〔　　〕を向ける。　⑭ 〔　　〕を飾る。

リスト

足元	軍配	白黒	寸暇	大事	口車	若気
出鼻	度肝	花道	片鱗(りん)	矛先(ほこ)	骨身	余念

トランプ計算

●<u>カードの番号で計算</u>しましょう。A＝1、J＝11、Q＝12、K＝13です。

① Q♣ ＋ 4♣ － 5♣ ＋ K♣ ＝

② 9♥ － 3♥ － A♥ ＋ J♥ ＝

③ 10♠ － A♠ ＋ K♠ － 4♠ ＝

④ 2♦ × J♦ ＋ 8♦ － 9♦ ＝

⑤ Q♥ ÷ 6♥ ＋ 5♥ ＋ 7♥ ＝

答え ▶ P.114

72 イラストヒント熟語

●漢字の一部がイラストのヒントになっています。二字熟語を答えましょう。

①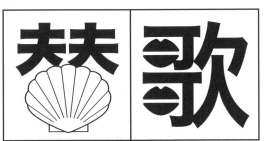

②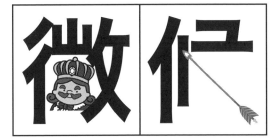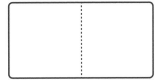

③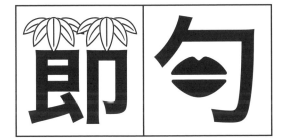

④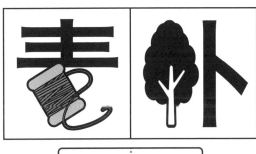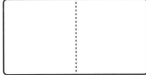

⑤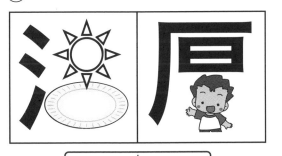

⑥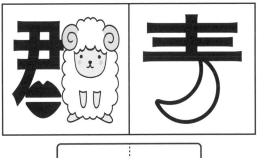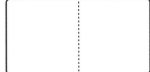

答え ▶ P.114

73 ちがう絵は？（シカ）

● 2つだけちがう絵があります。見つけて〇をつけましょう。

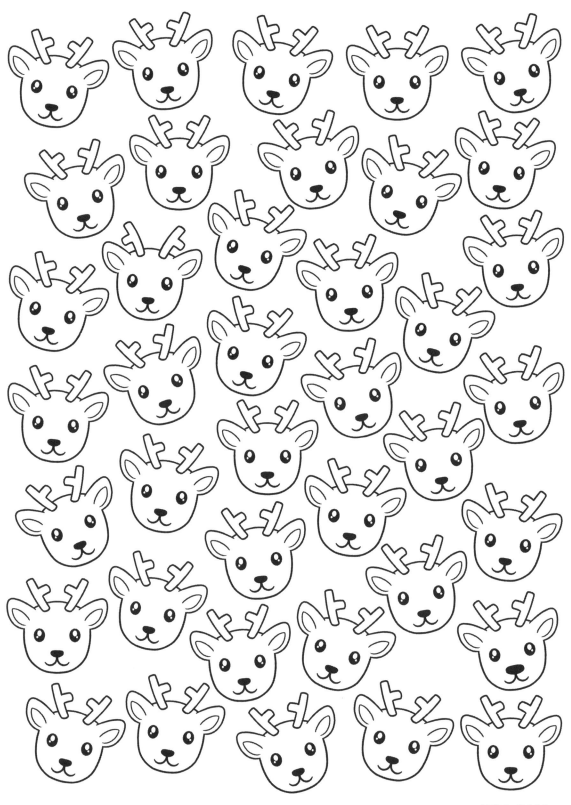

月　　日

時間　分　秒

正答数　／10

キャンディー足し算

●キャンディーの数字で足し算が<u>成り立つ</u>ように、<u>リストの数字</u>を入れましょう。

① ( ) + 77 = ( )

② 18 + ( ) = 64

③ ( ) + ( ) = 72

④ 66 + ( ) = ( )

⑤ ( ) + 31 = 98

①～⑤のリスト

23　67

91　14

20　46

49　86

⑥ ( ) + 55 = ( )

⑦ 35 + ( ) = ( )

⑧ ( ) + 36 = 79

⑨ 52 + ( ) = 84

⑩ ( ) + ( ) = 97

⑥～⑩のリスト

43　94

53　28

44　32

59　83

答え ▶ P.114

三字熟語

●三字熟語の読みをひらがなで書きましょう。

① 大黒柱

[　　　　　]

② 一本気

[　　　　　]

③ 超特急

[　　　　　]

④ 回覧板

[　　　　　]

⑤ 几帳面

[　　　　　]

⑥ 絵空事

[　　　　　]

⑦ 冬木立

[　　　　　]

⑧ 余所見

[　　　　　]

⑨ 千羽鶴

[　　　　　]

⑩ 江戸前

[　　　　　]

⑪ 蛍光灯

[　　　　　]

⑫ 歌舞伎

[　　　　　]

⑬ 雨模様

[　　　　　]

⑭ 紙一重

[　　　　　]

⑮ 三味線

[　　　　　]

⑯ 虫眼鏡

[　　　　　]

答え ▶ P.114

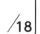
76 2段計算

● 2つの計算の答えで、<u>上下の計算</u>もしましょう。□の中に数字を書きましょう。

① 12 × 3 = ☐

÷

2 × 2 = ☐

‖

☐

② 18 × 5 = ☐

−

6 × 8 = ☐

‖

☐

③ 23 × 4 = ☐

＋

13 × 2 = ☐

‖

☐

④ 8 × 9 = ☐

÷

4 × 6 = ☐

‖

☐

⑤ 15 × 2 = ☐

×

3 × 4 = ☐

‖

☐

⑥ 19 × 6 = ☐

＋

7 × 7 = ☐

‖

☐

仲間はずれ探し

●下の絵の中に、1つだけ違うものがあります。それを探して〇で囲みましょう。

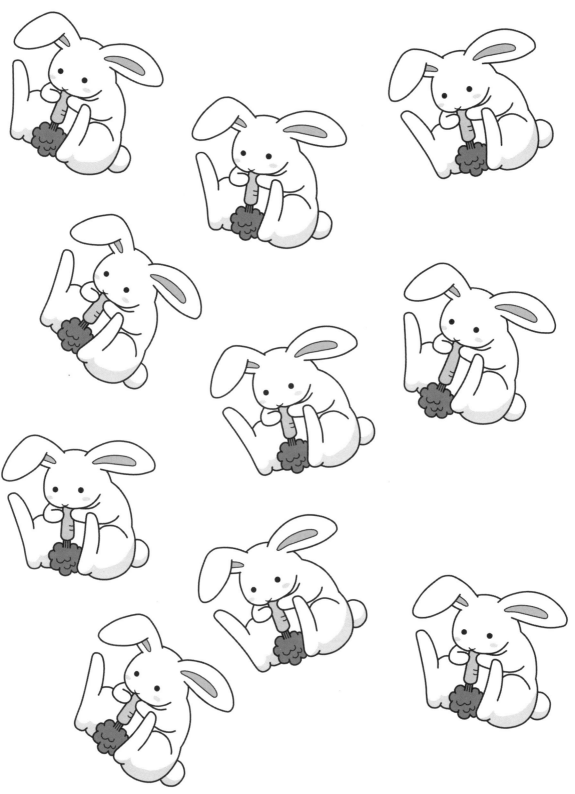

答え ▶ P.115

月　　日

ちら見！三字熟語

● 3つの漢字の一部が見えています。これらを組み合わせてできる三字熟語を答えましょう。

①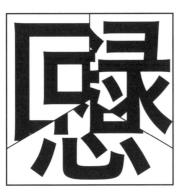

②

③

④

⑤

⑥

答え ▶ P.116

ぐるぐる計算

● →↓ の先に計算の答えが入ります。□にあてはまる数字を書きましょう。

① 10 − 5 ➡ □ + 4 ➡ □
　　+　　　　　　+　　　　　　+
　　□　　　　　　3　　　　　　1
　　↓　　　　　　↓　　　　　　↓
　12 + □ − □ + 3 + □ ➡ 23

② 2 + 4 ➡ □ − 1 ➡ □
　　+　　　　　　+　　　　　　+
　　□　　　　　　6　　　　　　10
　　↓　　　　　　↓　　　　　　↓
　5 + 7 + □ − 4 + □ ➡ □

③ 7 − 6 ➡ □ + 8 ➡ □
　　+　　　　　　+　　　　　　+
　　□　　　　　　6　　　　　　9
　　↓　　　　　　↓　　　　　　↓
　14 − 9 + □ − □ + □ ➡ 20

答え ▶ P.116

時間　　分　　秒　正答数　／8

80 熟語だるま落とし

●だるま落としにある８つの文字から、四字熟語を２つ作りましょう。

①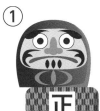

正
門
出
品
外
方
不
行

②

月
花
日
乱
進
繚
百
歩

③

平
面
満
身
低
意
頭
得

④

行
方
有
美
八
言
実
人

81 シルエットペア探し

●同じシルエットのペアをチェックしましょう。ペアにならなかった2つを探し、
〇をつけましょう。

答え ▶ P.117

82 漢字探しパズル

●同音異義語が<u>3つ</u>できるように、リストの字をすべて入れて完成させましょう。

① 音響 □ □

□ □ で払う。

□ □ な品物

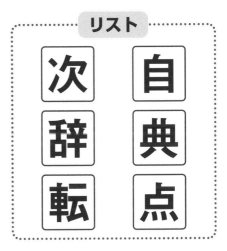

リスト

硬　高
効　価
果　貨

② □ □ で調べる。

□ □ になる。

□ □ と公転

リスト

次　自
辞　典
転　点

③ □ □ を緩和する。

休日に □ □ する。

□ □ の洋服

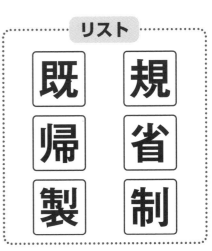

リスト

既　規
帰　省
製　制

答え▶ P.117

●「ネコとネズミ」の文字絵です。この中にリストにない文字が8つまざっています。それを探して〇で囲みましょう。

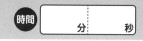

リスト　**猫　ネ　コ　ね　ず　み**　　間違い　**8か所**

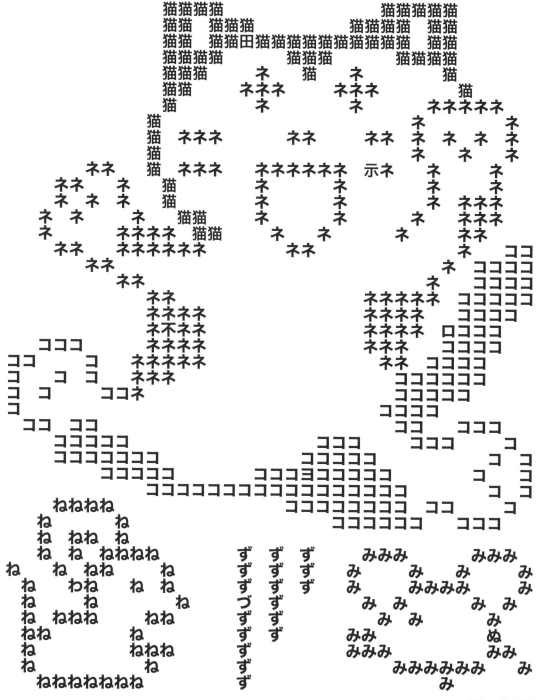

答え ▶ P.117

84 漢字スケルトン

●すでに入っている字とマスの数をヒントにリストの言葉をマスに入れましょう。
重なったマスは同じ字になります。

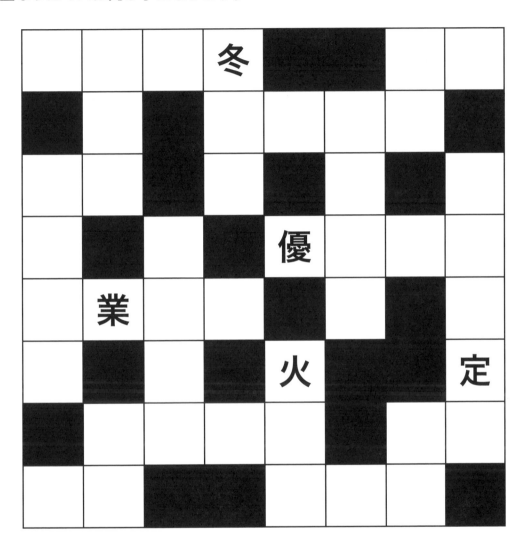

リスト

2文字　王様　王室　食費　食券　土間　放出　輸出

3文字　火星人　人件費　夏時間　冬将軍

4文字　教頭先生　工業地帯　産地直送　春夏秋冬
　　　　　将棋教室　土木工事　放送衛星　優先座席

5文字　座席指定券

答え▶ P.118

月　日　時間　分　秒　正答数 /2

ちがう絵は？（ゾウ）

● 2つだけちがう絵があります。見つけて〇をつけましょう。

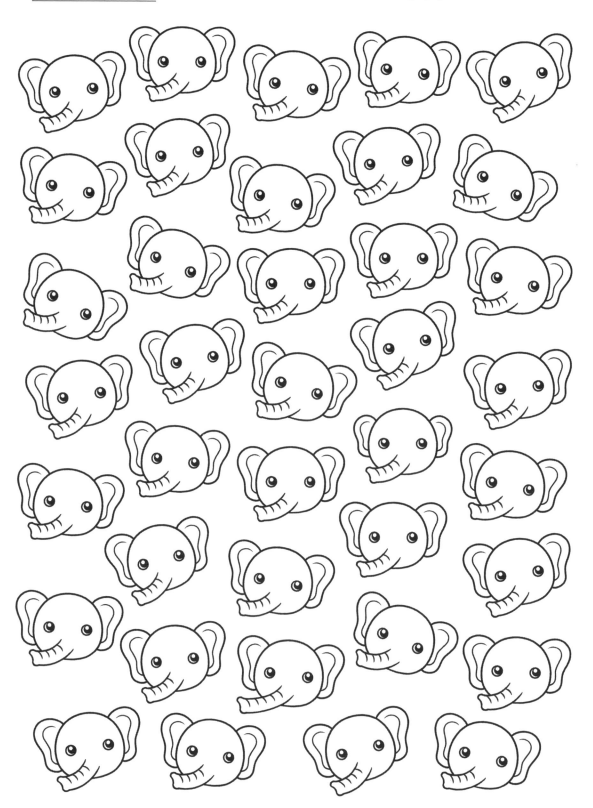

答え ▶ P.118

86 足し算ペア

● 2つの数字を足すと<u>130になるペア</u>が3組あります。答えを□に書きましょう。

58　**33**　99　46　83

77　63　41　95　57

65　34　70　68　61

72　47　**78**　48　**79**

39　(49)　(八十八)　53　93

と	と	と

月　　日

イラストヒント熟語

● 漢字の一部がイラストのヒントになっています。二字熟語を答えましょう。

①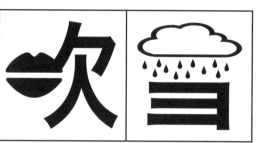

②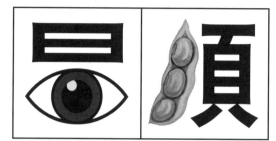

③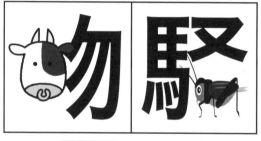

④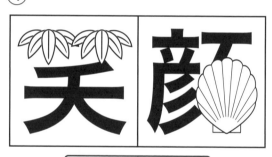

⑤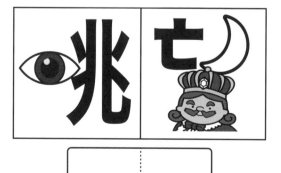

⑥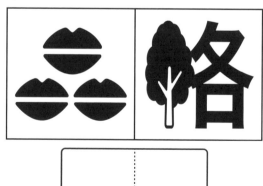

答え ▶ P.119

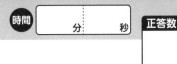

88 トランプ計算

● カードの番号で計算しましょう。A＝1、J＝11、Q＝12、K＝13です。

① A♣ ＋ K♣ ＋ 7♣ － Q♣ ＝ ☐

② Q♦ × 2♦ － A♦ ＋ 7♦ ＝ ☐

③ J♠ － 4♠ ＋ Q♠ － K♠ ＝ ☐

④ 9♥ ÷ 3♥ ＋ K♥ － A♥ ＝ ☐

⑤ 2♣ × J♣ × 5♣ － 10♣ ＝ ☐

答え ▶ P.119

93

月　　日

時間　　分　　秒

イラスト間違い探し

● 下の絵には7か所、上と異なる部分があります。それを探して〇で囲みましょう。

間違い
7か所

正

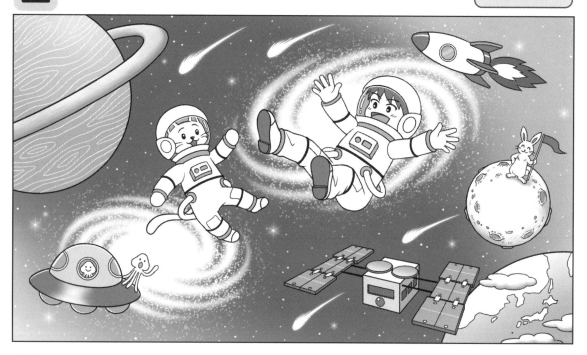

誤

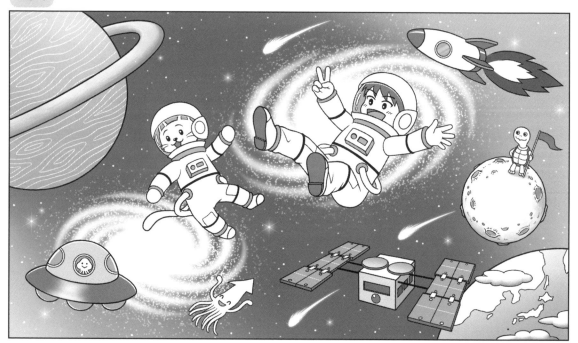

答え ▶ P.119

時計で計算

●示された時刻から計算をしましょう。 時刻は24時間表記です（例：午後３時＝15：00）。

①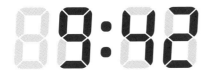

35分後は？

時	分

②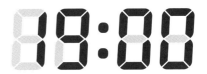

40分前は？

時	分

③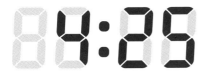

1時間10分後は？

時	分

④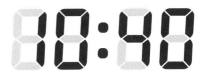

1時間20分前は？

時	分

⑤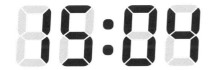

2時間25分後は？

時	分

⑥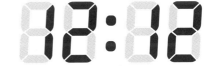

5時間15分前は？

時	分

⑦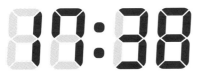

4時間35分後は？

時	分

⑧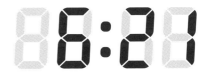

3時間35分前は？

時	分

答え ▶ P.119

1

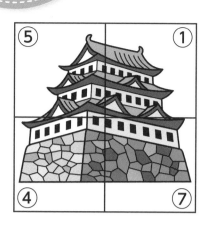

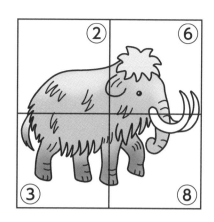

2
① 大盤振舞　自由奔放　② 現状維持　時期尚早
③ 質疑応答　新進気鋭　④ 頭寒足熱　二人三脚

（それぞれ順不同）

3
①11時20分
②6時38分
③7時53分
④13時25分
⑤22時28分
⑥4時41分
⑦23時7分
⑧11時47分

4
①談笑
②騒然
③鮮明
④電撃
⑤職員
⑥要望

5

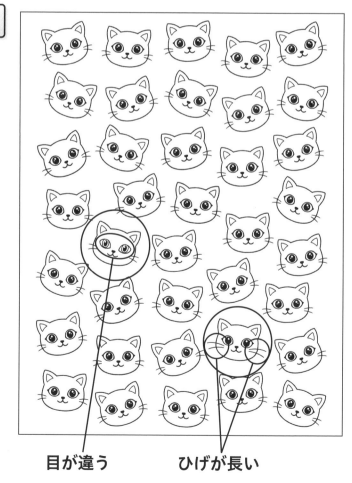

目が違う　　　ひげが長い

6 ①影武者　②集大成　③桃源郷
④浅知恵　⑤風物詩　⑥得意顔

7 ①慨　②闘　③始　④投　⑤万　⑥砕
⑦蓮　⑧整　⑨果　⑩麗　⑪勧　⑫回

8
① $13 \times 6 = \boxed{78}$
$+$
$7 \times 2 = \boxed{14}$
$=$
$\boxed{92}$

② $21 \times 3 = \boxed{63}$
$-$
$6 \times 8 = \boxed{48}$
$=$
$\boxed{15}$

③ $12 \times 4 = \boxed{48}$
$\times$
$2 \times 5 = \boxed{10}$
$=$
$\boxed{480}$

④ $11 \times 2 = \boxed{22}$
$+$
$9 \times 4 = \boxed{36}$
$=$
$\boxed{58}$

⑤ $15 \times 7 = \boxed{105}$
$-$
$4 \times 3 = \boxed{12}$
$=$
$\boxed{93}$

⑥ $18 \times 5 = \boxed{90}$
$\div$
$9 \times 2 = \boxed{18}$
$=$
$\boxed{5}$

9 ①やえざくら　②いちもくさん　③あおにさい
④おおみそか（おおつごもり）　⑤どひょうぎわ　⑥たすうけつ
⑦かっぽうぎ　⑧めんどうみ　⑨せいりけん　⑩ひゃくにんりき
⑪しゅうちゃくえき　⑫ひなにんぎょう　⑬げんどうりょく
⑭おんせんがい　⑮ゆめごこち　⑯さっぷうけい

10

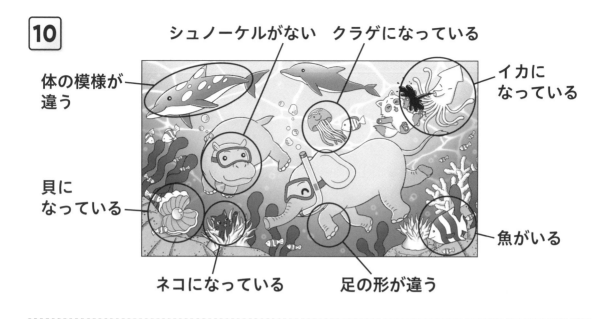

体の模様が違う

シュノーケルがない　クラゲになっている

イカになっている

貝になっている

ネコになっている

足の形が違う

魚がいる

11　①有**名**無実　②**温故**知新　③**横断歩道**
　　　④難**攻**不落　⑤**免許皆伝**　⑥**弱肉強食**

12

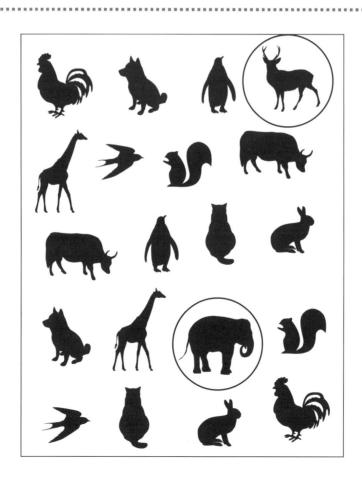

13

① 日が暮れる。
② 心が折れる。
③ 目が慣れる。
④ 顔が売れる。
⑤ 的を射る。
⑥ 泥を塗る。
⑦ 策を練る。
⑧ 年を経る。
⑨ 徳を積む。
⑩ 目を盗む。
⑪ 意を汲む。
⑫ 韻を踏む。

14

13と87
25と75
34と66

（それぞれ順不同）

15

あ	■	た	い	そ	う	■	か	■
さ	ん	か	■	て	ん	ど	ん	
が	■	ら	い	う	ん	■	ま	■
お	■	ぶ	■	ち	■		つ	ど
■	お	ね	■	ゆ	ぶ	ね	■	う
■	く	■	う	■		つ	■	し
た	び	び	と	■		ち	あ	ん
■	よ	■	し	■	さ	ゆ	■	
こ	う	じ	ょ	う	■		う	ち	わ

16

花が違う

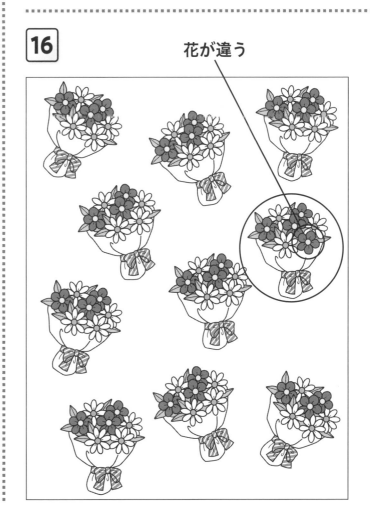

17 ①**歓喜**の歌　**換気**扇を回す。　雨期と**乾期**
②**先攻**か後攻か。　**線香**花火をする。　合格者の**選考**
③**家庭**菜園　博士**課程**　結果を**仮定**する。

---

18 ①85　②19　③16　97　④31　93　⑤13　27（順不同）
⑥36　⑦22　95　⑧75　⑨48　41（順不同）　⑩39　63

---

19 ①音頭　②断腸　③道草　④大目　⑤肩身　⑥口火　⑦小耳
⑧後味　⑨弱音　⑩横車　⑪路頭　⑫本腰　⑬目先　⑭鳥肌

20

① 1 ＋ 5 ➡ **6** ＋ 3 ➡ **9**
　＋　　　　＋　　　　＋
　2　　　3　　　2
　⬇　　　⬇　　　⬇
3 ＋ **5** ＋ **9** ＋ 4 ＋ **11** ➡ 32

② 2 ＋ 3 ➡ **5** － 4 ➡ **1**
　＋　　　　＋　　　　＋
　7　　　6　　　9
　⬇　　　⬇　　　⬇
9 － 4 ＋ **11** － 5 ＋ **10** ➡ **21**

③ 8 － 1 ➡ **7** － 3 ➡ **4**
　＋　　　　＋　　　　＋
　2　　　6　　　2
　⬇　　　⬇　　　⬇
10 － **3** ＋ **13** － 8 ＋ **6** ➡ 18

21

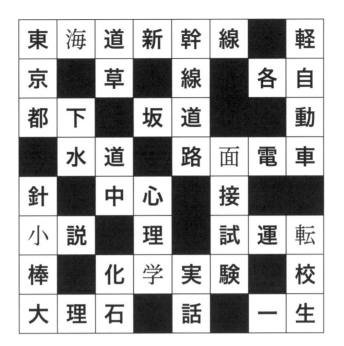

東	海	道	新	幹	線		軽
京		草		線		各	自
都	下		坂	道			動
	水	道		路	面	電	車
針		中	心		接		
小	説		理		試	運	転
棒		化	学	実	験		校
大	理	石		話		一	生

22

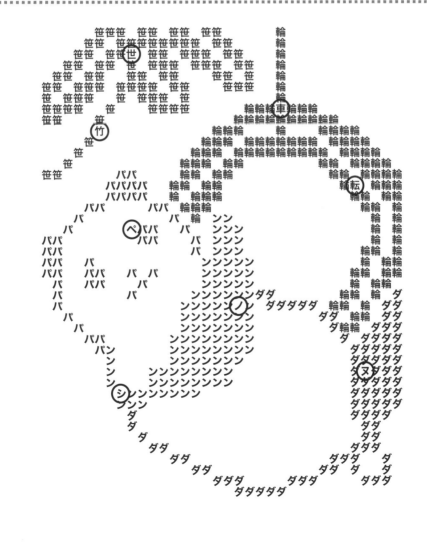

23 ① 前代未聞
　　 清廉潔白
② 頑固一徹
　　 自己満足
③ 神出鬼没
　　 単刀直入
④ 創意工夫
　　 用意周到
（それぞれ順不同）

24 タイアン

8+1	8+0	4−1	3÷1	0+3	0+5	11−6	4÷2	3−3	8+2	1+2	15÷3
12−1	11−7	4+1	2−2	9−1	11−5	6÷3	5−3	2+4	0+8	0+9	2−1
3÷3	16÷2	7−1	5+1	4+0	4−4	4÷4	5+5	9−6	4÷1	6−4	6÷6
6−2	4+2	3+5	6+3	14−6	12−5	9÷9	12÷3	4−3	5+3	9−4	3+3
7+3	3−2	9−3	11−3	6÷2	5÷5	7−4	3−1	7−2	2+1	11−2	8−2
12÷2	2+5	5+0	13−5	9−0	6÷1	9−2	1+1	6+1	16÷4	5−4	10−5
6−0	12−4	2+6	7−5	4+5	2−0	3+2	8÷4	10−3	24÷3	3−1	7+4
11−9	7+0	10÷2	7−7	10−4	6+4	5+4	4+10	14÷7	7÷1	4−2	4+3
15÷5	6−3	6+2	5−1	21÷7	1−1	7+2	9+0	10+4	5+4	9−7	1−0
3+4	5−0	8−6	1+4	1+3	6+0	7+1	8−4	8−2	7÷7	1+5	10−7
8÷8	2+0	8÷1	7−0	4+4	0+7	6−6	9−5	12÷4	6−5	7+4	3+1
5−5	7+5	3+0	7−3	1÷1	2+7	2+9	5+7	9÷1	11−1	8−7	10−2
9+2	6+8	8÷2	8+6	10−8	9−8	1+6	9+1	10−0	5+6	1+7	2+8
10−1	5−2	7−6	8−8	5+2	3+8	10−6	9÷3	8−5	0+4	4+6	8−1
2+2	6−1	3+6	3+9	9+1	2+3	8−3	10−9	1+8	3+7	9−9	6+6

25

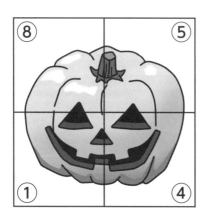

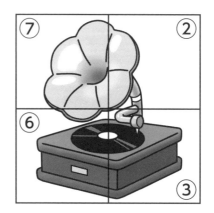

26 ①穴を埋める。　②根を詰める。　③矛を収める。　④身を固める。
⑤手に余る。　⑥悦に入る。　⑦図に乗る。　⑧恩に着る。
⑨馬が合う。　⑩桁が違う。　⑪血が通う。　⑫膝が笑う。

27 ①16　②12　③23　④20　⑤8

28

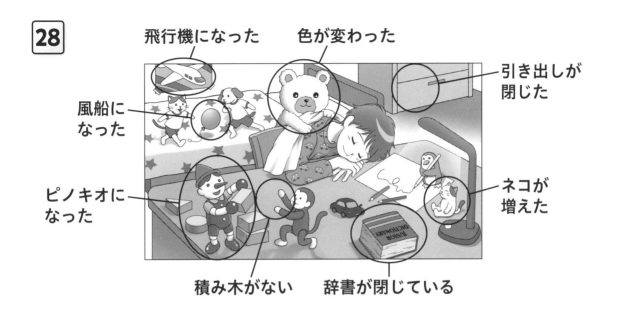

飛行機になった
色が変わった
引き出しが閉じた
風船になった
ピノキオになった
ネコが増えた
積み木がない
辞書が閉じている

29
① 6時51分
② 16時32分
③ 10時10分
④ 16時55分
⑤ 15時41分
⑥ 10時13分
⑦ 12時20分
⑧ 14時44分

30
① 目鼻　② 矢面
③ 手塩　④ 呼吸
⑤ 頭角　⑥ 見栄
⑦ 算盤　⑧ 拍車
⑨ 天狗　⑩ 不問
⑪ 青筋　⑫ 横槍
⑬ 血相　⑭ 地下

31

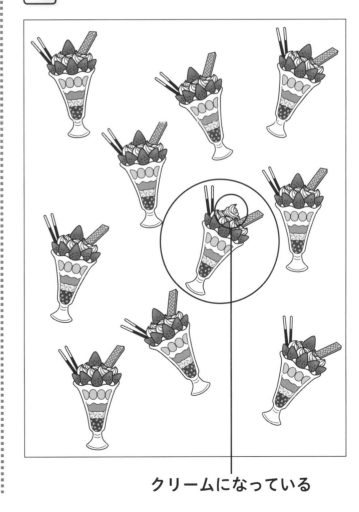

クリームになっている

32 ①真骨頂　②野次馬　③大雑把
　　　④金字塔　⑤高飛車　⑥紙芝居

33

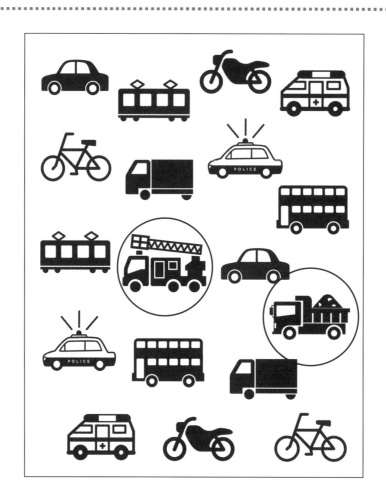

34 ①**感想**文を書く。　**乾燥機**　歌謡曲の**間奏**
　　　②**気象**情報を見る。　**希少**な宝石　7時に**起床**する。
　　　③店内を**改装**する。　**回送**電車　**海藻**を食べる。

35　　51と59　32と78　43と67　（それぞれ順不同）

36 ①めいっぱい　②いざかや　③しちふくじん　④かほご
⑤みずがし　⑥にとうりゅう　⑦おおごしょ　⑧ごじつだん
⑨げっけいかん　⑩かもなんばん　⑪ふでぶしょう
⑫べってんち　⑬せんしゅうらく　⑭しじょうはつ
⑮うちべんけい　⑯りょうせいばい

37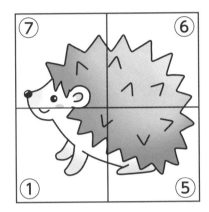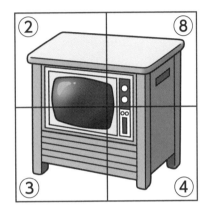

38 ①少　②恥　③満　④渾　⑤応　⑥機
⑦身　⑧暴　⑨枯　⑩懸　⑪共　⑫語

39 ①42　92　②26　③56　71　④74　⑤25　12（順不同）
⑥76　⑦21　82　⑧30　88　⑨45　⑩34　65（順不同）

40 ①想像　②路肩　③強運　④習字　⑤音楽　⑥解禁

41

ほお袋の大きさと口元が違う

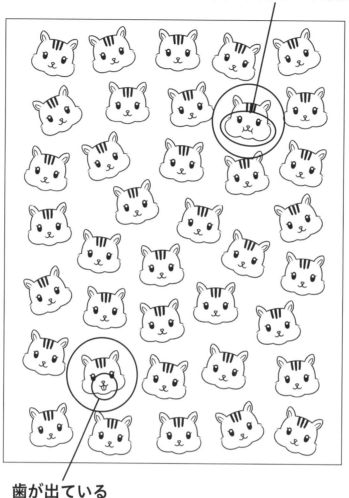

歯が出ている

42 ①和洋折衷　異国情緒　②文明開化　大安吉日
③猪突猛進　群集心理　④縦横無尽　真実一路

（それぞれ順不同）

43 ①27　②11　③1　④10　⑤5

44

①食品**添加**物　**天下**を統一する。　責任**転嫁**

②絵画を**鑑賞**する。　試合で**完勝**する。　**感傷**にひたる。

③作品を**公開**する。　太平洋を**航海**する。　**後悔**先に立たず。

45

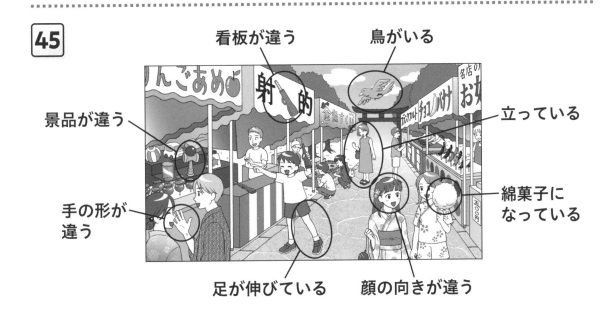

看板が違う　　鳥がいる　　景品が違う　　立っている　　手の形が違う　　綿菓子になっている　　足が伸びている　　顔の向きが違う

46

き		い	じ			さ	ん	ち
つ			ゅ	う	だ	い		よ
て	い	あ	ん			こ	ぞ	う
	ぎ		あ	て	な			し
	よ	て	い		や	く	し	よ
じ	う			あ		し		く
し			せ	ん	き	よ		
や	せ	い		し		う	ら	め
く		せ	い	つ	う			ど

47

① $14 \times 7 = \boxed{98}$
 $+$
 $2 \times 6 = \boxed{12}$
 $=$
 $\boxed{110}$

② $15 \times 8 = \boxed{120}$
 $\div$
 $3 \times 10 = \boxed{30}$
 $=$
 $\boxed{4}$

③ $19 \times 5 = \boxed{95}$
 $-$
 $7 \times 2 = \boxed{14}$
 $=$
 $\boxed{81}$

④ $16 \times 6 = \boxed{96}$
 $+$
 $2 \times 2 = \boxed{4}$
 $=$
 $\boxed{100}$

⑤ $22 \times 3 = \boxed{66}$
 $-$
 $6 \times 2 = \boxed{12}$
 $=$
 $\boxed{54}$

⑥ $20 \times 4 = \boxed{80}$
 $\times$
 $2 \times 2 = \boxed{4}$
 $=$
 $\boxed{320}$

48

①異を唱える。
②腰を据える。
③筆を加える。
④花を添える。
⑤我が強い。
⑥底が浅い。
⑦鼻が高い。
⑧懐が深い。
⑨息を抜く。
⑩腕を磨く。
⑪尾を引く。
⑫舌を巻く。

49

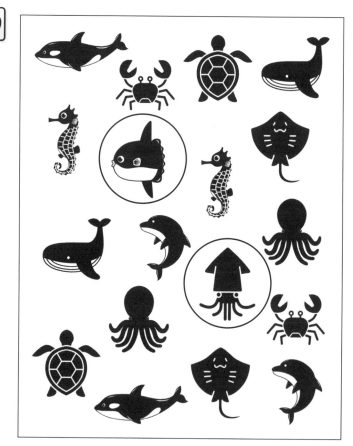

50
① 無頓着
② 花吹雪
③ 最高潮
④ 正攻法
⑤ 即戦力
⑥ 低姿勢

51

①
$$4 + 2 \rightarrow \boxed{6} + 1 \rightarrow \boxed{7}$$
$$+ \quad\quad + \quad\quad +$$
$$\boxed{3} \quad\quad 8 \quad\quad 3$$
$$\downarrow \quad\quad \downarrow \quad\quad \downarrow$$
$$7 + \boxed{2} + \boxed{14} + 3 + \boxed{10} \rightarrow 36$$

②
$$3 + 5 \rightarrow \boxed{8} - 4 \rightarrow \boxed{4}$$
$$+ \quad\quad + \quad\quad +$$
$$\boxed{8} \quad\quad 1 \quad\quad 2$$
$$\downarrow \quad\quad \downarrow \quad\quad \downarrow$$
$$11 - 3 + \boxed{9} - 7 + \boxed{6} \rightarrow \boxed{16}$$

③
$$5 - 1 \rightarrow \boxed{4} - 2 \rightarrow \boxed{2}$$
$$+ \quad\quad + \quad\quad +$$
$$\boxed{3} \quad\quad 4 \quad\quad 9$$
$$\downarrow \quad\quad \downarrow \quad\quad \downarrow$$
$$8 - \boxed{6} + \boxed{8} - 5 + \boxed{11} \rightarrow 16$$

52
① 空前絶後　② 質実剛健　③ 昭和歌謡
④ 新陳代謝　⑤ 喜怒哀楽　⑥ 産地直送

53

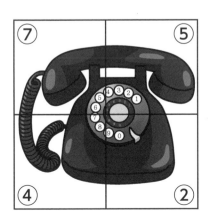

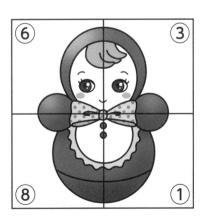

54 ①大口 ②水泡 ③天秤 ④物心 ⑤要領 ⑥先手 ⑦面目
⑧伏線 ⑨細大 ⑩縁起 ⑪氷山 ⑫羽目 ⑬自腹 ⑭難色

55 ①12 ②25 ③17 ④48 ⑤19

56 ①うちょうてん ②かいすいよく ③ひとつぶだね
④しおひがり ⑤じんつうりき(じんず〈づ〉うりき) ⑥こざいく
⑦いるす ⑧てんもんだい ⑨かようきょく ⑩おおそうじ
⑪まめでんきゅう ⑫じゅうごや ⑬あたいせんきん
⑭かんでんち ⑮だがし ⑯してんのう

57

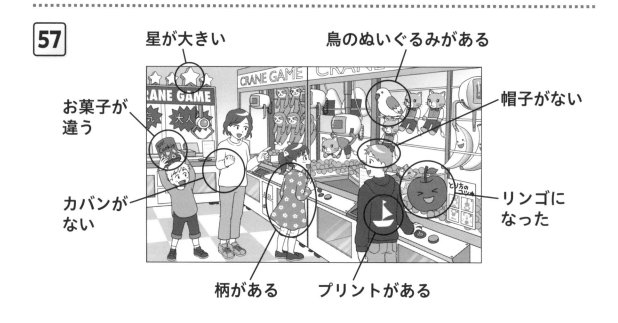

星が大きい
鳥のぬいぐるみがある
お菓子が違う
帽子がない
カバンがない
リンゴになった
柄がある
プリントがある

58 ①青春 ②親切 ③回答 ④相手 ⑤結果 ⑥理想

59 ケンコウ

0+3	1+0	6+9	1−1	11−1	2+4	0+7	8−3	3+8	10−4	5+0	1+9
3−3	6−5	5−2	5+6	7−2	3+5	9−3	5+8	2+3	7−7	7+4	8+0
4÷1	11−9	2−0	1÷1	10−1	6÷6	11−8	9−8	2+0	9÷3	11−4	3+6
1+2	4−2	6÷1	4+0	5÷5	6+7	10−5	9−5	11−2	7−0	6+0	8÷8
0+9	4−0	12÷1	9−4	5−4	7÷1	7−1	9+4	11−7	4−4	7−3	7−6
6−0	2+1	2+6	7÷7	4+7	9+2	10÷2	6÷2	8+6	3+9	2−1	5−1
3+1	7−4	6+3	10−0	7+9	6−6	5÷1	9−7	4+5	2÷2	1+4	7+6
8−0	4+3	3+0	6−2	9−9	2+2	11−0	7+0	7+1	4+1	11−5	2+5
4−1	10−7	9−1	4+9	4+2	8÷1	10−7	7+7	10−2	0+2	3−0	1+7
1+8	6−4	3÷3	9÷9	13−4	1−0	2+1	0+1	6÷3	10−9	8−6	4−3
11−6	2+8	11−3	8+3	6−1	9÷1	8−5	9−0	3+4	3+2	1+6	4÷2
6+2	9−2	9+8	8−8	9+6	1+1	6+4	5−5	5+5	8−4	1+3	2+7
8−2	8÷2	3+3	3÷1	12÷2	7−5	10−3	2+9	9−6	4+6	4+4	8÷4
5+1	6−3	8+8	6+1	5+3	14−5	10−6	8−1	2+5	5−0	3−2	9+0
3−1	4÷4	10−8	8+1	8−7	5−3	6+5	5+2	7+2	12−3	4+5	0+4

60

①**本末転倒　未来永劫**
②**無我夢中　聖人君子**
③**汚名返上　名誉挽回**
④**四六時中　十中八九**

（それぞれ順不同）

61

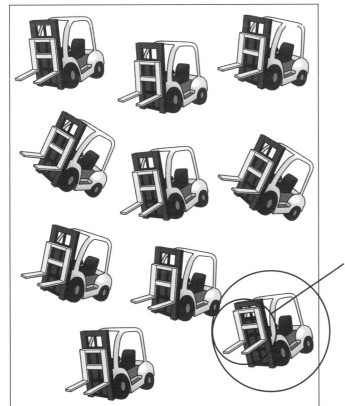

フォークの位置が違う

62 ①明 ②抗 ③貫 ④層 ⑤秋 ⑥載 ⑦吐 ⑧瞭 ⑨胆 ⑩淘 ⑪練 ⑫序

---

63 ①1時41分 ②19時45分 ③13時10分 ④10時55分 ⑤9時6分 ⑥20時53分 ⑦3時59分 ⑧18時20分

---

64 ①手が離れる。 ②気が晴れる。 ③角が取れる。 ④息が切れる。 ⑤口を濁す。 ⑥念を押す。 ⑦手を下す。 ⑧襟を正す。 ⑨先を争う。 ⑩耳を疑う。 ⑪目を覆う。 ⑫人を食う。

---

65 シアワセ

1+1	0+5	11-7	9-1	8+0	10-10	6-4	8÷2	7+4	12-9	9-9	1+3
1-0	10-0	5-0	2+1	12÷4	12-1	1+0	2-1	7-4	2+6	5-5	8-7
12-7	13-2	5+4	21÷7	5-2	18÷3	8-4	3+2	5+1	5÷1	6-0	0+7
9-7	10÷2	6-5	3+1	2+5	11-5	12-3	4-3	3+5	10-6	2-0	7-2
10-8	5+3	11-9	5+0	8-3	11-0	9-6	1+2	3-1	7-1	4-4	11-6
1+5	7-1	10-3	0+1	13-4	4+4	9÷3	4+7	9-5	12÷2	1+6	11-1
8-5	7+2	7-3	5+6	6÷2	18÷9	2+0	3-3	1+3	10-4	5-3	9-8
6+2	4-0	3+6	3-0	6+4	10-2	6-3	10÷5	4+1	5+9	11-8	5+5
3+4	11-4	21÷3	6+0	0+6	5-1	15÷5	6+7	6-6	18÷2	0+2	6÷6
7-0	7-7	7+1	13-9	13-8	12-2	7-6	6÷1	8-0	21÷21	10-7	2+7
7÷1	0+4	8÷8	11-3	15÷3	7+3	8-2	1+4	9-2	12-5	6+1	3+3
4+5	5-4	7+5	18÷6	9-4	13-5	6÷3	8-1	3+0	12-8	12÷6	5+2
8-6	2+2	9÷9	4+3	10-9	6+3	14÷7	10-5	8÷4	3-2	6-1	11-10
11-2	2+4	12-6	6-2	13-3	12÷3	7+7	13-6	4-2	4+0	4-1	2-2
7+9	9-0	7-5	10-1	1+7	8-8	12-4	4+2	14÷2	2+3	9-3	13-7

66

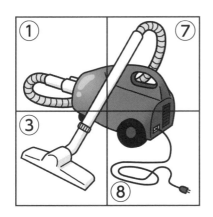

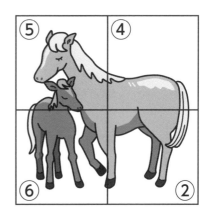

67 55と65　38と82　76と44　（それぞれ順不同）

68 ①武者修行　②時代錯誤　③海外旅行
④完全無欠　⑤抱腹絶倒　⑥交流試合

69

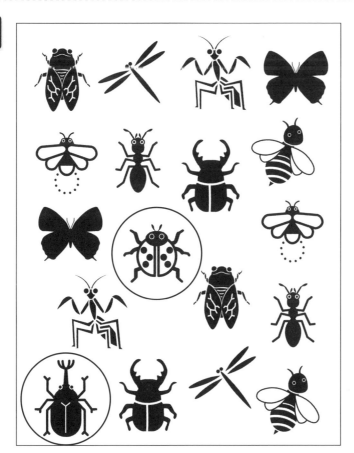

70
①足元
②片鱗
③余念
④骨身
⑤軍配
⑥口車
⑦大事
⑧度肝
⑨白黒
⑩寸暇
⑪若気
⑫出鼻
⑬矛先
⑭花道

71 ①24　②16　③18　④21　⑤14

72 ①賛歌　②徴候　③節句　④素朴　⑤温厚　⑥群青

73

角の枝分かれの向きが違う

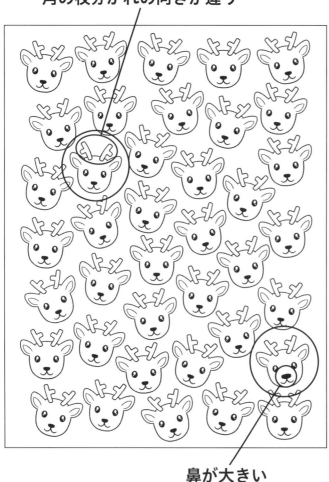

鼻が大きい

74
①14　91
②46
③23　49（順不同）
④20　86
⑤67
⑥28　83
⑦59　94
⑧43
⑨32
⑩44　53（順不同）

75 ①だいこくばしら　②いっぽんぎ　③ちょうとっきゅう
④かいらんばん　⑤きちょうめん　⑥えそらごと
⑦ふゆこだち　⑧よそみ　⑨せんばづる　⑩えどまえ
⑪けいこうとう　⑫かぶき　⑬あめもよう　⑭かみひとえ
⑮しゃみせん　⑯むしめがね

76

① $12 \times 3 = \boxed{36}$
　　　$\div$
　$2 \times 2 = \boxed{4}$
　　　$=$
　　　$\boxed{9}$

② $18 \times 5 = \boxed{90}$
　　　$-$
　$6 \times 8 = \boxed{48}$
　　　$=$
　　　$\boxed{42}$

③ $23 \times 4 = \boxed{92}$
　　　$+$
　$13 \times 2 = \boxed{26}$
　　　$=$
　　　$\boxed{118}$

④ $8 \times 9 = \boxed{72}$
　　　$\div$
　$4 \times 6 = \boxed{24}$
　　　$=$
　　　$\boxed{3}$

⑤ $15 \times 2 = \boxed{30}$
　　　$\times$
　$3 \times 4 = \boxed{12}$
　　　$=$
　　　$\boxed{360}$

⑥ $19 \times 6 = \boxed{114}$
　　　$+$
　$7 \times 7 = \boxed{49}$
　　　$=$
　　　$\boxed{163}$

77

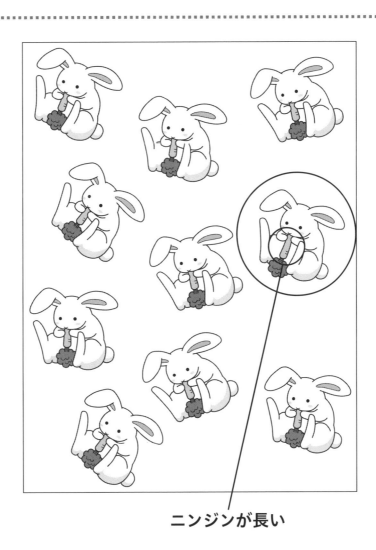

ニンジンが長い

115

78 ①回想録　②両極端　③皮算用
④星条旗　⑤瀬戸際　⑥荒療治

79

① 10 − 5 → 5 + 4 → 9
 +　　　　 +　　　　 +
 2　　　　 3　　　　 1
 ↓　　　　 ↓　　　　 ↓
 12 + 6 − 8 + 3 + 10 → 23

② 2 + 4 → 6 − 1 → 5
 +　　　　 +　　　　 +
 3　　　　 6　　　　 10
 ↓　　　　 ↓　　　　 ↓
 5 + 7 + 12 − 4 + 15 → 35

③ 7 − 6 → 1 + 8 → 9
 +　　　　 +　　　　 +
 7　　　　 6　　　　 9
 ↓　　　　 ↓　　　　 ↓
 14 − 9 + 7 − 10 + 18 → 20

80 ①門外不出　品行方正　②百花繚乱　日進月歩
③平身低頭　得意満面　④有言実行　八方美人

（それぞれ順不同）

81

82

① 音響**効果**

　硬貨で払う。

　高価な品物

② **辞典**で調べる。

　次点になる。

　自転と公転

③ **規制**を緩和する。

　休日に**帰省**する。

　既製の洋服

83

84

春	夏	秋	冬			王	様
	時		将	棋	教	室	
土	間		軍		頭		座
木		産		優	先	座	席
工	業	地	帯		生		指
事		直		火			定
	放	送	衛	星		食	券
輸	出			人	件	費	

85

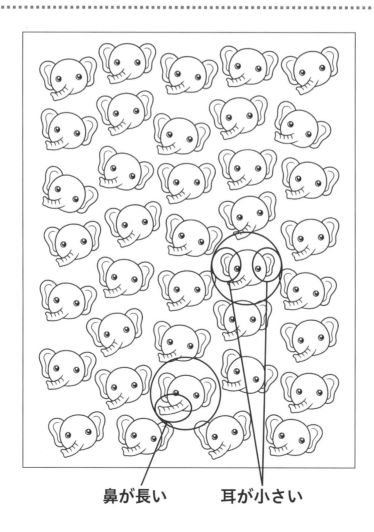

鼻が長い　　　耳が小さい

86 47と83　53と77　58と72　（それぞれ順不同）

87 ①吹雪　②冒頭　③物騒　④笑顔　⑤眺望　⑥品格

88 ①9　②30　③6　④15　④100

89

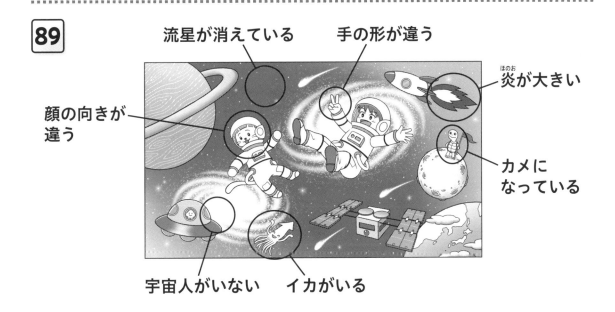

流星が消えている

手の形が違う

炎が大きい

顔の向きが違う

カメになっている

宇宙人がいない　イカがいる

90 ①10時17分　②18時20分　③5時35分　④9時20分
⑤17時29分　⑥6時57分　⑦22時13分　⑧2時46分

学研脳トレ

新 川島隆太教授のらくらく脳体操
きらきらパズル 90日

2024 年 7 月 30 日　　第 1 刷発行

監修者	川島隆太
発行人	土屋　徹
編集人	滝口勝弘
編集長	古川英二
発行所	株式会社Gakken
	〒141-8416　東京都品川区西五反田 2-11-8
印刷所	中央精版印刷株式会社

STAFF	編集制作	株式会社 エディット（砂田　功）
	本文DTP	株式会社 アクト
	校正	株式会社 奎文館
	イラスト	東裏栄美　斎藤千鶴

この本に関する各種お問い合わせ先

●本の内容については、下記サイトのお問い合わせフォームよりお願いします。
https://www.corp-gakken.co.jp/contact/

●在庫については　Tel 03-6431-1250（販売部）

●不良品（落丁・乱丁）については　Tel 0570-000577

学研業務センター

〒 354-0045　埼玉県入間郡三芳町上富 279-1

●上記以外のお問い合わせは　Tel 0570-056-710（学研グループ総合案内）

学研グループの書籍・雑誌についての新刊情報・詳細情報は、下記をご覧ください。
学研出版サイト　https://hon.gakken.jp/